Giuseppe Scielzo – Filippo Grillo Ruggieri

Mario Ciocca – Rolando Milani

RADIAZIONI:

RECENTI ASPETTI DI DIAGNOSTICA,

TERAPIA E RIDUZIONE DELLE DOSI

Capitolo 1
Radiologia

Introduzione

La radiologia in tutti i settori ha portato ad un miglioramento sostanziale della pratica medica e chirurgica. I benefici in tal senso sono enormi e irrinunciabili.

Le moderne tecnologie permettono di realizzare esami sempre più sofisticati e quindi comportano un aumento delle indicazioni e del numero di esami praticati.

L'aumento indiscriminato del numero di esami può aumentare il rischio di tumori nella popolazione e soprattutto nei pazienti pediatrici.

È indispensabile quindi applicare rigorosamente il principio della giustificazione (l'esame deve essere prescritto con congruità rispetto al quesito diagnostico sapendo che non vi sono alternative migliori) e della ottimizzazione (l'esame deve essere realizzato con la minore esposizione di radiazione raggiungibile in termini pratici).

Come indicato dai decreti D.lgs 230/95 e 187/00 sono obbligatori i controlli di qualità su tutte le apparecchiature radiologiche. Ogni due anni è obbligatorio confrontare per le metodiche principali le dosi somministrate dai singoli servizi radiologici con i livelli diagnostici di riferimento.

Ogni anno in italia si effettuano più di 50 milioni di prestazioni radiologiche, quasi una per abitante

La crescita esponenziale del numero di esami sta creando problemi di:

• disponibilità di risorse,
• liste di attesa,
• aumento di spesa sanitaria non controllabile
• aumento delle esposizioni alle radiazioni per cause mediche che stanno superando complessivamente per la popolazione le cause di esposizione naturale
• aumento conseguente dei rischi di effetti dannosi da radiazioni

Cos'è e di cosa si occupa la radiologia

Nella notte dell'8 novembre 1895 Wilhelm Conrad Roentgen Professore di Fisica Sperimentale all'Università di Wurzburg in Baviera scoprì dei "raggi" di origine sconosciuta che per tale ragione chiamò X (la lettera X è utilizzata per indicare le grandezze incognite in fisica).

L'attraversamento dei tessuti da parte di queste radiazioni permette di impressionare speciali pellicole in grado di rendere una volta sviluppate e fissate il "plastico" del corpo attraversato. La prima radiografia che è apparsa al mondo scientifico è stata quella della mano della Sig.ra Roentgen

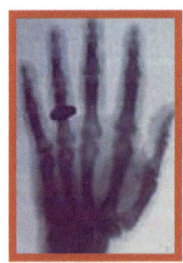

FIGURA 1
Prima radiografia di Wilhelm Roentgen

La pellicola radiografica rappresenta di fatto una mappa delle densità attraversate dal fascio di radiazioni ed è per questo motivo che le ossa appaiono chiare in quanto assorbono quasi tutte le radiazioni mentre il polmone appare scuro perché la maggior parte delle radiazioni raggiungono la pellicola impressionandola. Nasce la Radiologia ovvero la branca della medicina che si occupa di fornire immagini (vere, ricostruite o virtuali) dell'interno del corpo umano, allo scopo di fornire informazioni utili alla diagnosi.

Come ci aiuta la radiologia a proteggerci dal tumore al seno?

La mammografia è ancora oggi l'esame più importante.

Si realizza mediante una radiografia (immagine a due dimensioni ottenuta facendo attraversare la mammella da un fascio diagnostico di raggi X). La dose deve essere necessariamente molto piccola per evitare di correre il rischio di indurre con i raggi stessi una neoplasia (la dose di solito è di circa 0,7 mSv).

La mammografia va intesa come:

• Mammografia diagnostica per studiare lesioni palpabili o visibili ad altri esami (p. es. l'ecotomografia) cioè in presenza di una lesione per stabilire se sia probabilmente benigna o maligna per cui si impongano altri accertamenti o l'asportazione.

• Mammografia di controllo o follow up per controllare l'evoluzione di una lesione nota o per verificare dopo un intervento chirurgico e la radioterapia che non compaiano altre lesioni al seno.

• Mammografia di screening, effettuata su persone ritenute sane e in assenza di lesioni note o sintomi, allo scopo proprio di individuare in fase quanto più possibile precoce la presenza di una lesione totalmente

Sono aspetti importanti:

• L'età delle pazienti da sottoporre allo screening

• La dose, ridotta al minimo indispensabile

• Il numero di radiografie utilizzate ad ogni esame, che andrà ripetuto periodicamente, anch'esso ridotto al minimo stabilito dai protocolli

• L'intervallo di tempo tra uno screening e l'altro.

Al momento lo screening è proposto alle donne dai 50 ai 69 anni ogni 2 anni, ma è prevedibile una estensione alle donne di età inferiore ricompresa nella fascia da 40-49 anni con esami intervallati a seconda dei fattori di rischio personali di sviluppare neoplasie (uno dei più importanti e semplici da valutare è p.es. la familiarità) ma in genere di 12-18 mesi. L'ecotomografia mammaria non può sostituirsi alla mammografia di screening, ma è utile come complemento soprattutto nel seno denso e in presenza di protesi.

In generale si sta sempre più consolidando l'idea che gli esami mammografici di screening non solo permettano una diagnosi sempre più precoce di lesioni ben operabili in modo conservativo ma soprattutto portino ad un aumento della sopravvivenza. Per citare soltanto una esperienza italiana, secondo uno studio dell'associazione italiana dei registri tumori (AIRTUM), nella Regione Toscana che è sempre stata in prima linea nelle procedure di screening mammografico c'è una maggiore sopravvivenza al tumore alla mammella rispetto alla media italiana ed europea: a cinque anni dalla diagnosi l'86,1% delle donne malate sono ancora vive, contro l'82,6% italiano e il 79,5% europeo.

Cosa si intende per mammografia digitale ?

Oggi al posto della pellicola si utilizzano dei rivelatori che trasformano in numeri la quantità di radiazioni che li colpiscono dopo aver attraversato la parte anatomica da indagare. In tal modo la mappa di densità dei tessuti viene ad essere rappresentata da una scala di grigi corrispondente ai valori continui di visualizzazione ai quali eravamo abituati nella radiologia tradizionale (radiazione-pellicola). La codifica numerica a seconda dei tessuti di indagine permette la trasformazione dei volumetti (voxel) di densità costituente il corpo radiografato in una immagine simile alla radiografia tradizionale tanto più siano piccoli i volumetti presi in considerazione e quindi aumenti il dettaglio corrispondente. La mammografia digitale rappresenta quindi un'evoluzione della tecnica convenzionale: la differenza fondamentale tra le due risiede quindi nel fatto che la mammografia analogica (cioè tradizionale) impiega le pellicole per visualizzare le immagini, mentre nella mammografia digitale l'immagine, costituita in realtà da una matrice di numeri che corrispondono ai differenti livelli di densità viene visualizzata su monitor in tempo reale, consentendone la manipolazione per una migliore visualizzazione dei reperti.

Inoltre, la dose di radiazioni per la donna che si sottopone a questo tipo di esame è in genere inferiore rispetto alla tecnica analogica.

In Italia la tecnica più diffusa è ancora quella convenzionale tenendo anche conto del fatto che una apparecchiatura per mammografia digitale costa da 4 a 8 volte in più rispetto a quella convenzionale.

> La mammografia digitale è un'evoluzione della tecnica convenzionale analogica: la differenza fondamentale tra le due risiede nel fatto che la mammografia analogica impiega le pellicole per visualizzare le immagini, mentre nella mammografia digitale l'immagine viene visualizzata su un monitor in tempo reale, con lettura del quadro radiologico tramite un computer. Inoltre, la dose di radiazioni per la donna che si sottopone all'esame è in genere inferiore rispetto alla tecnica analogica.

Dose ghiandolare media in mammografia

Il parametro che stima il rischio radiologico in mammografia è la dose ghiandolare media (DGM), ovvero la dose media assorbita dalla componente ghiandolare del tessuto mammario, nell'ipotesi che la mammella sia opportunamente compressa. La DGM è uguale al prodotto della dose misurata in aria all'ingresso della mammella per un fattore moltiplicativo "g". Questo fattore tiene in considerazione la tensione applicata, la qualità del fascio di raggi X indicata dallo Strato Emivalente (SEV cioè lo spessore di piombo in grado di arrestare il 50% della radiazione; questo valore aumenta tanto più sono "duri", ricchi di energia, i raggi X), lo spessore della mammella compressa, il tipo di mammella, cioè se prevalentemente adiposa.

Si può essere sicuri con la mammografia?

Il numero di tumori scoperti precocemente con la mammografia e quindi il numero di donne guarite è di gran lunga superiore al piccolissimo numero di tumori radio indotto (comunque diagnosticabile con la stessa mammografia).

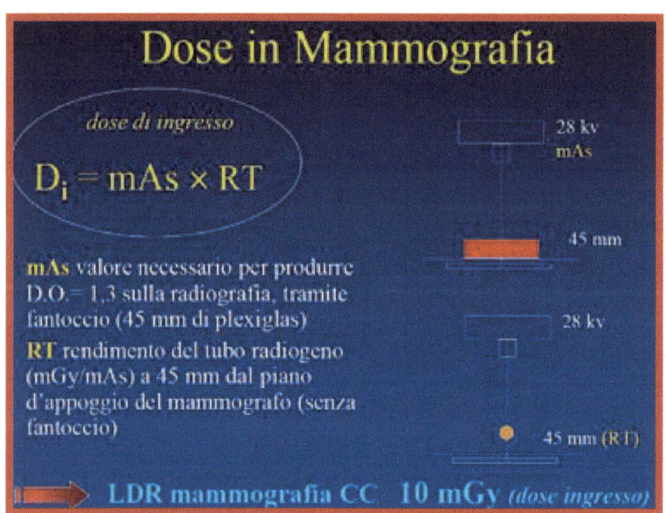

Livelli diagnostici di riferimento in mammografia

Radiologia interventistica

Un esempio molto importante di impiego di immagini radiologiche bidimensionali realizzate con Raggi X, è quello della Radiologia Interventistica. Particolare attenzione va data agli aspetti di dose perché è proprio in queste applicazioni che si raggiungono i valori più elevati in radiodiagnostica.

Queste dosi dipendono da:
- Tipo di procedura
- Tecnica del singolo operatore
- Eventuale insorgenza di complicazioni che allungano l'intervento

Sono importanti per ridurre la dose al paziente e all'operatore:
- Diaframmi dei fasci
- Uso di barriere protettive
- Riduzione dei tempi di scopia
- Limitazione dell'esecuzione delle radiografie

L'apparecchiatura più utilizzata soprattutto per le indagini vascolari è quella ad arco che vede come elementi costitutivi fondamentali
- il tubo radiogeno, con collimatore e diaframmi
- il sistema rivelatore con tubo a vuoto o a pannello
- un arco di sostegno del sistema che permette lo scorrimento delle due componenti in modo da mantenere fisso al centro dell'incrocio tubo-rivelatore la parte in trattamento pur variando l'angolo di visuale (sistema isocentrico)

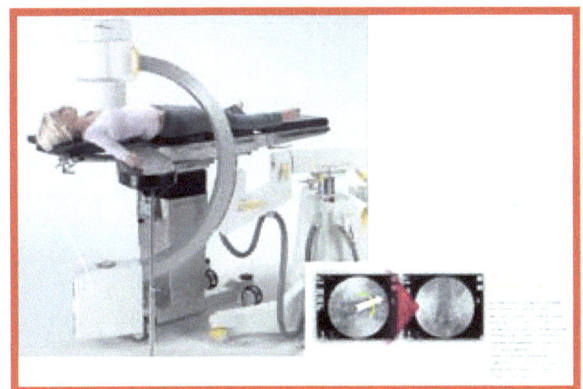

FIGURA 2
Rotazione
dell'apparechiatura

Le applicazioni si distinguono in procedure:
- Vascolari
- Extravascolari

Vascolari:

- embolizzazione
- angioplastica transluminale
- fibrinolisi loco-regionale
- stent vascolari (per ricanalizzare o mantenere pervi i vasi sanguigni)
- filtri cavali (per impedire il passaggio di emboli dal circolo periferico ai polmoni)
- recupero di corpi estranei
- inserimento di cateteri per infusione di farmaci

Extravascolari:

- Interventi sulle vie biliari (drenaggio, stent,asportazione di calcoli)
- Interventi sulle vie urinarie (pielostomia, stent ureterale) per superare ostacoli al deflusso delle urine
- Agobiopsia percutanea (soprattutto per la diagnostica mini invasiva dei tumori prima di grandi interventi)
- Gastrostomia (PEG) per nutrire i pazienti con un tubicino direttamente nello stomaco tutte le volte che sia impedito il transito dalla cavità orale al faringe e all'esofago
- Sclerosi di cisti
- Vertebroplastica (Iniezione di materiali stabilizzanti nelle vertebre distrutte da traumi o neoplasie)
- Drenaggi e raccolte di ascessi

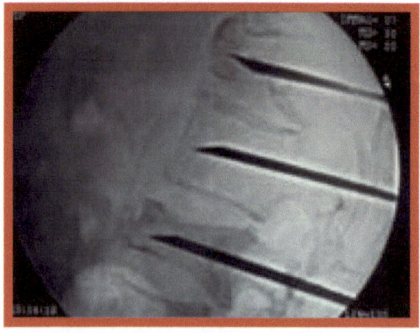

FIGURA 3
Vertebroplastica – Posizionamento aghi

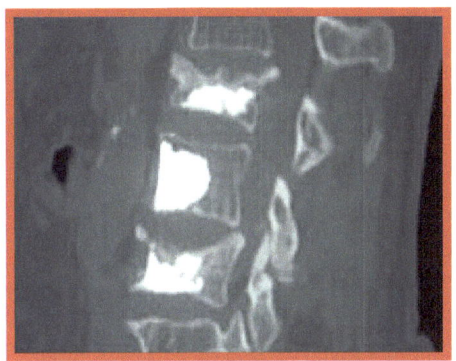

FIGURA 4
Vertebroplastica –
Iniezione di materiale stabilizzante

La radiologia interventistica sta subendo diverse evoluzioni:

• alcune procedure vengono ora fatte con ecotomografia ad ultrasuoni: soprattutto le agobiopsie percutanee (prelievo di tessuto in profondità mediante un ago attraverso la cute, i drenaggi di raccolte ed ascessi e l'evacuazione di cisti

• la sostituzione almeno in alcuni casi delle metodiche vascolari invasive con metodi non invasivi (aortografia, coronarografia, angiografia effettuate con Tomografia Computerizzata a rivelatori multipli e nel caso dell'angiografia anche dalla Risonanza Magnetica)

• la tendenza alla riduzione della dose nella radiologia interventistica diagnostica

• l'aumento tendenziale delle dosi nella Radiologia Interventistica Terapeutica per l'aumento delle indicazioni e la complessità delle procedure con le quali si raggiungono vasi sempre più piccoli.

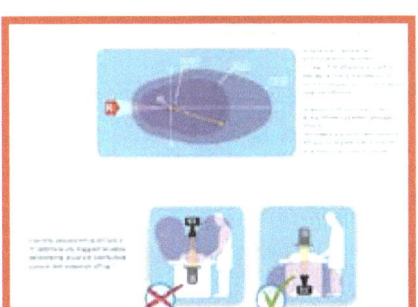

FIGURA 5
Radiazione diffusa e posizionamento Tubo Radiogeno

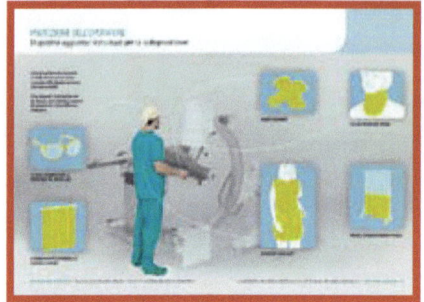

FIGURA 6
Protezione dell'operatore

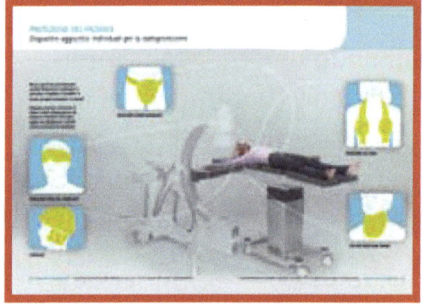

FIGURA 7
Protezione del paziente

La tomografia computerizzata

Il limite della radiografia sia essa convenzionale (analogica) o digitale sta nel fatto che si tratta di una rappresentazione bidimensionale di una realtà tridimensionale come il corpo del paziente per cui nella immagine risultano sovrapposte tutte le densità incontrate dal fascio di radiazioni nel suo attraversamento dalla sorgente radiogena alla pellicola o ai rivelatori digitali.

Può quindi succedere che una lesione metastatica ossea nel bacino se non particolarmente estesa sia invisibile nella radiografia perché viene confusa in questa sovrapposizione di immagini (quelle del contenuto disomogeneo e gassoso dell'intestino). La radiografia rimane ben leggibile dove il contrasto è alto (le ossa, ad alta densità, rispetto ai tessuti molli degli arti oppure le lesioni dense dei polmoni che contrastano con l'aria contenuta in essi).

L'uso dei mezzi di contrasto ha migliorato la situazione, per esempio nella radiologia del digerente e delle vie urinarie, ma rimane sempre il problema della sovrapposizione delle densità in due dimensioni.

È quindi indispensabile riuscire a radiografare il corpo a strati per riuscire a distinguere le strutture più fini.

Facendo ruotare il tubo radiogeno intorno al corpo e rilevando con rivelatori contrapposti ad esso la radiazione che ha attraversato la sezione studiata si può con un calcolo complesso ricostruire la posizione devono avere le densità di tessuto (ovvero la forma degli organi) in quello strato per portare proprio a quei precisi livelli di dose trasmessa e rilevata dai rivelatori. In un primo momento sommando gli strati (Tomografia Assiale Computerizzata o TAC) si giungeva a ricostruire il volume della parte interessata. Oggi si usa la modalità di Tomografia Computerizzata a Spirale o Elicoidale con la quale l'immagine viene ottenuta facendo scorrere il lettino portapaziente contemporaneamente alla rotazione del tubo radiogeno in un tempo molto breve. Si tratta quindi di una acquisizione sostanzialmente volumetrica con la possibilità di ricostruire poi lo spessore voluto degli strati di rappresentazione delle immagini digitali nei piani dello spazio e la ricostruzione degli organi con il dettaglio e il contrasto desiderato.

L'evoluzione tecnologica è continua anche in questo settore della radiologia per cui sono in corso di applicazione due importanti novità.

TC mobile

La TC mobile è costituita da un gantry compatto e da una unità di controllo che possono essere trasportati agevolmente attraverso le strutture ospedaliere da un reparto all'altro con interesse soprattutto per:

Indagini Neurologiche, Pediatriche, Neonatali, Maxillofacciali, Interventionistiche, Chirurgo-Plastiche, Neurovascolari, Otorinolaringoiatriche,.

La radiazione diffusa (il primo problema per la radioprotezione di una apparecchiatura radiologica che non viene usata in una stanza schermata), è tale che l'operatore è comunque in condizioni di poter stazionare in precise posizioni rispetto al gantry da effettuare un elevato numero di esami al giorno senza superare i limiti di esposizione previsti. A maggior ragione questo è possibile se vengono utilizzate le protezioni portatili incorporate nell'apparecchiatura. La portabilità dell'apparecchiatura rende possibile il suo utilizzo su pazienti che altrimenti dovrebbero essere trasportati con grave rischio o disagio per le loro condizioni critiche.

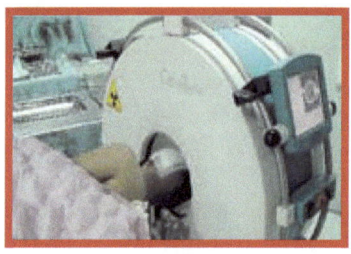

FIGURA 8
Tomografo Computerizzato Mobile

Tomografo computerizzato a doppia energia

Si tratta dello sviluppo di applicazioni alla radiologia della ricerca sui nuovi materiali.

In particolare un nuovo rivelatore in materiale non ceramico accoppiato ad un tubo radiogeno in grado di modificare la forma della macchia focale (vale a dire la piccola superficie dove ha origine il fascio di raggi X indirizzato sul paziente) consente di gestire dati di scansione su più di 100 livelli energetici. Questo discorso significa che è possibile scegliere l'energia più adatta ad evidenziare il contrasto tra tessuti specifico per il tipo di indagine richiesta (studio del tessuto epatico oppure polmonare od osseo) verificandone il comportamento dopo aver modificato l'energia in corso di esame. Si eliminano gli artefatti da presenza di oggetti metallici (protesi), e si esaltano le differenze di contrasto in casi di difficile diagnosi differenziale tra lesioni benigne e maligne.

L'uso di algoritmi molto avanzati permette la riduzione di artefatti e un notevole miglioramento della risoluzione spaziale e di contrasto.

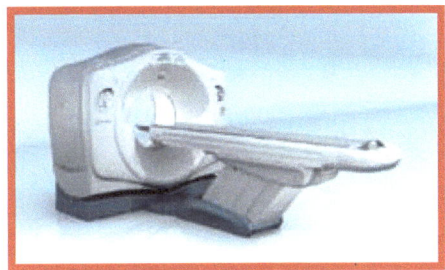

FIGURA 9
TC a doppia energia Discovery CT
750HD (General Electric)

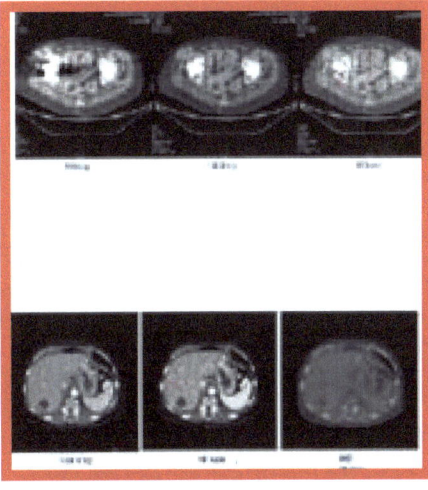

FIGURA 10
Caratterizzazione tissutale

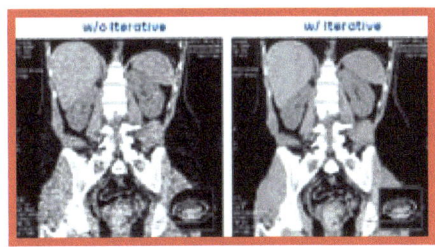

FIGURA 11
Miglioramento della qualità di immagine

Nel complesso si tratta di miglioramenti tecnologici che non
solo aumentano le capacità diagnostiche ma riducono del 50% la
dose impiegata nonostante si tratti di TC a multidetettore che sono
in grado di acquisire molti strati contemporaneamente durante la
rotazione del gantry, permettendo con il loro alto rapporto tra se-
gnale e rumore di ricostruire strati sottili con cui rappresentare le

strutture più fini come le placche aterosclerotiche nelle pareti delle arterie coronarie che portano il sangue al cuore.

La riduzione di dose permette lo screening?

Analogamente a quanto già visto nello screening mammografico la riduzione della dose di radiazioni somministrata con la TC spirale a multirivelatori è indispensabile per proporre su vasta scala tale esame nello screening e diagnosi precoce della malattia aterosclerotica nei vasi coronarici e carotidei su una popolazione apparentemente sana o comunque asintomatica.

Analoga attenzione va rivolta a quei metodi radiologici che vengono proposti in alternativa ad indagini più invasive

Colonscopia virtuale

La colonscopia virtuale viene proposta come possibile alternativa all'endoscopia in quanto, esplorato il volume addominale con una TC ad alta risoluzione dopo accurata preparazione, è possibile ricostruire in 3 dimensioni l'intero colon, distinguendolo dalle altre strutture ed è possibile poi navigare virtualmente al suo interno come se si stesse eseguendo una colonscopia con almeno due vantaggi:

• non è necessario inserire strumenti come la sonda endoscopica all'interno dell'organo ed è quindi possibile raggiungere tratti del colon anche oltre tratti ristretti da malattia non superabili o superabili con la sonda con rischio anche grave per il paziente.

• è possibile modificare il punto di vista dell'osservatore dall'interno con molta più varietà di quanto sia possibile tramite la sonda endoscopica, aumentando la sicurezza e l'affidabilità dell'osservazione.

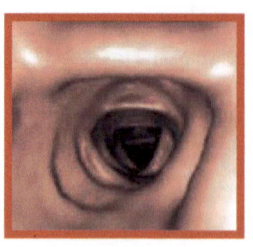

FIGURA 12
Colonscopia virtuale

Naturalmente si pone tra gli svantaggi della colonscopia virtuale il problema della somministrazione di una dose di radiazioni. Come rapportarla a quella di altri esami radiologici e al rischio di tumori radioindotti?

Una colonscopia equivale in termini di dose assorbita a 200-300 radiografie del torace ma una urografia o un esame della colonna per valutazione della scoliosi equivale a più di 100 radiografie del torace. In effetti la colonscopia virtuale è una TC, esame con finalità e complessità decisamente maggiori un esame del torace e quindi va correttamente confrontata con le diverse modalità di indagine TC.

È stato calcolato come la dose mediana assorbita durante un esame TC del colon sia di 8,8 mSv (Van Gelder, Radiology 2002), equivalente a 440 radiogrammi del torace. Per esempio un clisma opaco a doppio contrasto, cioè un esame radiologico tradizionale con mezzo di contrasto inserito nel colon per via rettale, eseguito in modo adeguatamente completo comporta un'esposizione di 10 mSv ed una TC dell'addome comporta un assorbimento di 7,8 mSV.

In sostanza, una colonscopia virtuale TC non espone più di un clisma opaco (è questa la comparazione più corretta) e offre, al contrario, informazioni assai più accurate.

Protocolli di TC colon a bassa dose o dose ultra bassa

Questi protocolli permettono di valutare anche il tessuto circostante ma non la struttura di fegato e pancreas che sarebbe peraltro inadeguata senza un impiego mirato del mezzo di contrasto endovenoso, con esposizioni di 1,8 mSv per i maschi e 2,3 mSv per le donne.

Aumenta il rischio di tumore?

Utilizzando una stima di rischio lineare con la dose senza soglia iniziale in un esame TC del colon in un individuo di 50 anni (l'età alla quale conviene iniziare uno screening), con una dose al colon da 7 a 13 mSV si aggiunge un rischio dello 0,044% al rischio già presente di carcinoma del colon nell'arco della vita. Siccome la radiosensibilità d'organo diminuisce con l'età, questa si dimezza per un esame eseguito a 70 anni.

Infine si deve considerare che con un protocollo di colonscopia virtuale a bassa dose l'esposizione è più che dimezzata.

Radiologia odontoiatrica

Lo studio radiologico dei denti viene eseguito con due diverse tecniche:
- Endorale
- Extraorale

La tecnica endorale consiste nello studio dei denti a mezzo di pellicole di piccole dimensioni che vengono poste nel cavo orale. L'apparecchio radiologico utilizzato per lo studio dei denti per mezzo di tecniche indorali consiste in un piccolo tubo radiogeno mobile con carichi di kV, mA e tempi decisamente bassi.

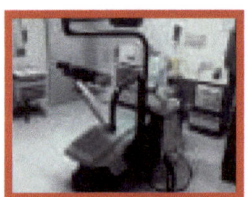

FIGURA 13 Endorale

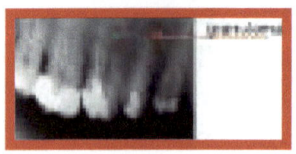

Radiografia Endorale

Con il termine di "tecniche extraorali" si fa riferimento a svariati modi di studio radiografico, ma tutti hanno in comune il fatto di avere la pellicola esterna al cavo orale. In particolare la ortopantomografia (v. Figura 15.4 "ortopantomografo" e "ortopantomografia") indica l'irradiazione attraverso un fascio rx perpendicolare ai denti che da una visione di insieme delle due arcate.

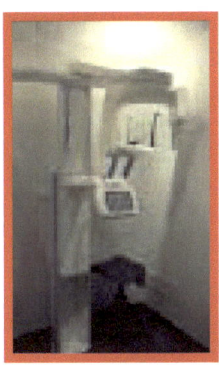

FIGURA 14
Ortopantomografo

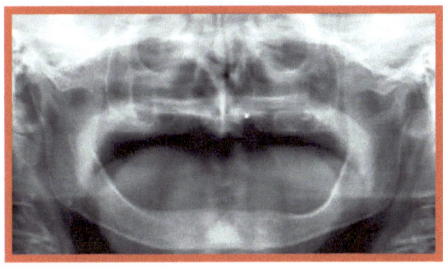

Ortopantomografia

Nella tabella 1 abbiamo visualizzato un confronto fra il numero di esami effettuati in radiologia odontoiatrica e il numero di esami in radiologia generale.

Nazione	Radiografie gene-riche	Radiografie odon-toiatriche
Italia (1985-1989)	750	780
Francia (2002)	920	307
Inghilterra (1997-1998)	492	212
Germania (1996-2002)	1230	600
Svezia (1995)	570	730
Paesi Bassi (2002)	538	309
Canada (1990-1996)	900	230
Tabella 1 Frequenza Di Esami Radiologici Numero Esami Per 1000 Abitanti Per Anno		

L'ortopantomografia è da preferire dal lato dosimetrico quando si debbono eseguire più radiografie intraorali per la valutazione del quadro clinico. Per gli esami radiografici sopraelencati è oggi sempre più invalsa la consuetudine di utilizzare sistemi digitali: fosfori fotostimolabili. La sensibilità alla radiazione x dei rivelatori digitali unitamente alla possibilità di elaborazione dell'immagine, può dar luogo a una riduzione della dose al paziente maggiore del 50% se paragonata ai sistemi tradizionali a film. Sempre di più l'implantologia richiede dettagliate immagini TAC: le TAC volumetriche a fascio conico consentono un risparmio di dose anche di un fattore 10 rispetto alle TAC spirali multistrato utilizzate con un protocollo software testa standard .

Radiografie e gravidanza

Nel caso in cui nella raccolta della storia della paziente da sottoporre a indagini radiologiche dovesse la stessa risultare in gravidanza si ricorrerà a quanto indicato nel D.Lgs. 187/00 art. 10 comma 2 in cui si legge:

"…. se la dose è maggiore di 1.0 mSv porre particolare attenzione al principio di giustificazione, alla necessità, urgenza e alla possibilità di procrastinare l'esame."

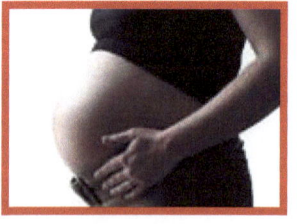

FIGURA 15
Gravidanza

Radiologia pediatrica

Moltissimi piccoli pazienti vengono salvati e guariti ogni anno grazie alle immagini prodotte dalla moderna radiologia pediatrica.

Allo stesso tempo trattandosi di pazienti che si trovano nella fascia di età più radiosensibile allo sviluppo di tumori radioindotti, a parità di dose somministrata, si è ampliata l'attenzione, nell'ambito di una corretta valutazione del rapporto rischio beneficio, basata sui principi di giustificazione e di ottimizzazione, al problema del rischio di sviluppo di tali tumori.

Questi principi sono da considerarsi di importanza primaria nell'ambito pediatrico perché l'aspettativa di vita di una bambino è maggiore di quella di un adulto e quindi vi è più tempo per sviluppare una neoplasia radioindotta e sono presenti tessuti in fase più radiosensibile (midollo osseo, testicoli e ovaie, tiroide, mammella) più che nell'adulto. Sul piano pratico i bambini di età inferiore a 10 anni sono molto più sensibili di un adulto di età intermedia.

Il paziente pediatrico se irradiato con gli stessi parametri di un adulto riceve una dose effettiva più alta di un adulto e quindi anche se le apparecchiature sono in pratica le stesse degli adulti i parametri di realizzazione delle immagini devono essere tarati sul peso e sulle dimensioni del piccolo paziente.

Secondo dati sperimentali e statistici, emergerebbe un piccolo, ma significativo rischio individuale di aumento di neoplasie, durante il corso della vita, nei bambini irradiati alle dosi comunemente impiegate con la TC spirale: i pazienti pediatrici sarebbero più sensibili alla dose utilizzata dalla TC spirale, rispetto ad un adulto di età media e le bambine ancor più sensibili dei maschi. Dagli studi emerge anche una correlazione tra numero di esami radiografici e rischio di leucemia linfatica acuta nei bambini al di sotto dei 10 anni, un rischio che perdurerebbe tutta la vita.

Negli USA vengono eseguite su bambini, 2,7 milioni di TC l'anno.Da una ricerca emerge che la TC in pediatria può risultare la combinazione più pericolosa in tema di radioprotezione e che il 30 per cento di questi esami sarebbe inutile e quindi evitabile.

Una ricerca attuata negli Stati Uniti, dove vengono eseguite 2,7 milioni di TC l'anno sui bambini, sostiene che la TC in pediatria può risultare la combinazione più pericolosa in tema di radioprotezione e che il 30 per cento di questi esami sarebbe inutile. È da sottolineare che la TC rappresenta il 5 per cento della tecnologia che utilizza radiazioni, ma determina il 40 per cento della dose data dalle indagini radiologiche. In compenso, è il solo mezzo che consente di studiare ogni parte del corpo.

Nei bambini sottoposti a TC, il problema ha una maggiore rilevanza: le dosi che vanno ad investire un corpo piccolo sono in proporzione maggiori rispetto a quelle che giungono all'adulto.

Sono fondamentali i concetti di giustificazione ed ottimizzazione degli esami. Se da una riduzione del 10 per cento delle prescrizioni di TC si stima un'altrettanta diminuzione del rischio, l'ottimizzazione delle procedure darebbe un risultato ancora migliore: dimezzerebbe la dose di esposizione, riducendo il rischio del 50 per cento.

Dose efficace

La dose efficace è utilizzata per stimare il rischio complessivo di effetti stocastici (tumori, leucemie, effetti ereditari); si misura in Sievert (Sv), e tiene conto del fatto che gli organi e i tessuti hanno diversa radiosensibilità e quindi diversa probabilità di sviluppare neoplasie.

Mediante la dose efficace si possono confrontare i rischi derivanti da indagini diverse ed anche da esposizioni non mediche come quelle lavorative e ambientali.

VALUTAZIONE RISCHIO BENEFICIO IN PAZIENTE PEDIATRICO TRAUMA CRANIALE
Esempio Di Basso Rischio Di Lesione Endocranica
- paziente ben orientato
- nessuna amnesia
- nessun deficit neurologico
- nessuna grave lacerazione al cuoio capelluto
- nessun ematoma

RX CRANIO NON INDICATO
I pazienti di questo tipo possono di norma tornare a casa con istruzioni su come curare le eventuali lesioni craniche sotto controllo di un adulto. Devono essere ricoverati se non disponibile adulto che si occupi del paziente.

procedura Rx	dose efficace (msv)	n. equivalente di radiografie toraciche
Torace	0.02	1
Cranio	0.07	3,5
Colonna Dorsale	0.7	35
Colonna Lombare	1.3	65
Anca	0.3	15
Bacino	0.7	35
Addome	1	50
Esofago baritato	1.5	75
Urografia	2.5	125
Prime vie digestive	3	150
Clisma opaco	7	350

Tabella 2

procedura tc	dose efficace (msv)	n. equivalente di radiografie toraciche
Cranio	1.7	85
Colonna Cervicale	1.7	85
Colonna Dorsale	4.4	220
Colonna Lombare	5.1	255
Torace	7.7	385
Addome	7.8	390
Pelvi	8.8	440

procedura	dose efficace (msv)	n. equivalente di radiografie toraciche
Angiografia cardiaca	1.6 – 10.6	80 - 530
Angiografia addominale	6 - 23	300 - 1150
Embolizzazione	1.7-25	85 - 1250
Valvuloplastica	29.3	1465

Tabella 3

Radioprotezione del paziente

Il rischio radiologico è strettamente legato alla dose efficace a cui è soggetto l'individuo sottoposto all'indagine radiologica.

La Dose efficace (E)
DOSE ASSORBITA: Energia rilasciata dalla radiazione al tessuto. [Gy]
DOSE EQUIVALENTE (Stima del rischio deterministico da radiazioni: Energia media assorbita in un tessuto o organo T, ponderata per il tipo di radiazione. [mSv] HT,R (mSv)=wRDT,R
DOSE EFFICACE (Stima del rischio stocastico da radiazioni): Somma ponderata della dose equivalente agli organi. [mSv] E (mSv)=THT,R

Fattori di ponderazione

• FATTORE DI PONDERAZIONE DELLA RADIAZIONE: WR Fattore correttivo dipendente dal tipo di radiazione incidente e dal percorso all'interno del tessuto. Per i fotoni è pari a 1.

• FATTORE DI PONDERAZIONE DEI TESSUTI: WT Fattore correttivo dipendente dal tipo di tessuto attraversato dalla radiazione. Tiene conto della diversa radiosensibilità degli organi.

ICRP 60 e ICRP 103

Tessuto	Fattori di peso	Tessuto	Fattori di peso
Gonadi	0,20	Gonadi	0,08
Midollo osseo (rosso)	0,12	Midollo osseo (rosso)	0,12
Colon	0,12	**Colon**	**0,12**
Polmone	0,12	Polmone	0,12
Stomaco	0,12	Stomaco	0,12
Vescica	0,05	Vescica	0,04
Mammella	0,05	**Mammella**	**0,12**
Fegato	0,05	Fegato	0,04
Esofago	0,05	Esofago	0,04
Tiroide	0,05	Tiroide	0,04
Cute	0,01	Cute	0,01
Superfici ossee	0,01	Superfici ossee	0,01
Altri tessuti	0,05	**Altri tessuti**	**0,12**

Tabella 4: Fattori di ponderazione tissutale ICRP 60 (1990)
Fattori di ponderazione tissutale ICRP 103 (2007)

Radioprotezione del paziente D.Lgs. 187/00

• Giustificazione delle procedure
• Ottimizzazione delle procedure
• Funzioni e responsabilità
• Formazione

Principio di ottimizzazione

[Art.4 D.Lgs 187/00]
Tutte le dosi dovute a esposizioni mediche per scopi radiologici, ad eccezione delle procedure radioterapeutiche, devono essere
mantenute al livello più basso ragionevolmente ottenibile e compa-

tibile con il raggiungimento dell'informazione diagnostica richiesta, tenendo conto di fattori economici e sociali.

Il principio di ottimizzazione riguarda la scelta delle attrezzature, la produzione adeguata di un'informazione diagnostica appropriata o del risultato terapeutico, la delega degli aspetti pratici, nonché i programmi per la garanzia di qualità, inclusi il controllo della qualità, l'esame e la valutazione delle dosi o delle attività somministrate al paziente.

Ai fini dell'ottimizzazione dell'esecuzione degli esami radiodiagnostici si deve tenere conto dei livelli diagnostici di riferimento (LDR).

Radiodiagnostica: ldR	
Esami	Dose d'ingresso (mGy)
Cranio AP-PA	5,0
Cranio LL	5,0
Torace PA	0,4
Torace LL	1,5
Rachide lombare AP	10
Rachide lombare LL	30
Rachide lombo-Sacrale LL	40
Urografia (per ripresa)	10
Addome	10
Tabella 5	

Dalla Dose efficace alla stima di rischio di induzione neoplasia

Il rischio stocastico assoluto di induzioni di tumori (EAR) è calcolato moltiplicando la dose efficace E(Sv) per il fattore di rischio specifico per sesso ed età della persona esposta.

EAR = Rischio stocastico = E*f

Esempio:

a) 50 y, M, E=10 mSv

EAR = 0.01*0.05=0.05%

b) 5 y, M, E=10 mSv

EAR = 0.01*0.13=0.13%

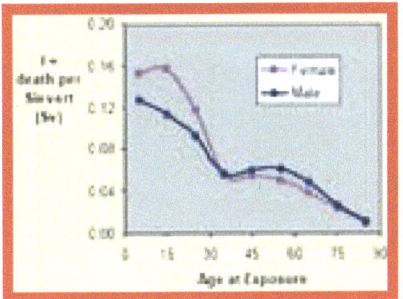

FIGURA 16
Stima del rischio di tumore radio-indotto
con TC

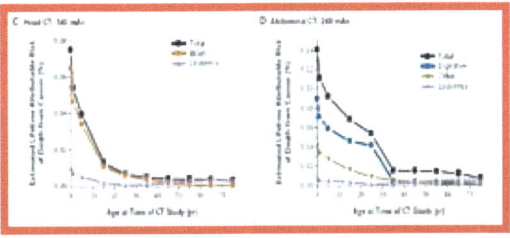

FIGURA 17

Il rischio di tumore radio-indotto associato all'esposizione a radiazioni in esami di colonscopia virtuale è stimato essere 0.015% per un uomo di 50 anni.

I controlli

Come indicato dai D.Lgs 230/95 e 187/00 tutte le apparecchiature sono sottoposte a controlli di qualità al fine di valutare le dosi somministrate per le singole richieste di diagnostica radiologica. Qualora suddette dosi non rientrino nei livelli diagnostici di riferimento le apparecchiature saranno oggetto di mirati interventi manutentivi. Negli ultimi anni si è sempre più sentita l'esigenza di controlli online, soprattutto delle più complesse indagini TC. A tal proposito molti servizi di radiologia si sono dotati si sistemi automatici di controllo della dose. Riportiamo di seguito l'esperienza acquisita presso il CTO di Torino di uno di questi sistemi di controllo della dose.

TC Dose paziente - CTO Torino

Ogni anno si effettuano in Italia milioni di indagini TC. Il libro ha lo scopo di fornire le informazioni di base e le più attuali sul contributo di dose che la TC eroga ai pazienti durante le diverse tipologie di indagine. Conoscere la dose è essenziale per prevedere i possibili rischi ad essa connessa, in particolare il rischio tumori.

Mettere in atto azioni conseguenti di riduzione della dose, quando possibile, risponde ad un criterio etico prima ancora che all'obbligo di legge di applicare i principi di giustificazione ed ottimizzazione nell'impiego delle radiazioni ionizzanti.

Presso il dipartimento di Radiologia del Centro Traumatologico CTO di Torino è in atto la valutazione della dose paziente. In particolare dallo studio retrospettivo in corso (allo stato attuale dello studio dal 2010 ad oggi su migliaia di pazienti) abbiamo selezionato quei pazienti politraumatizzati sottoposti ad indagini TC. I dati ottenuti hanno messo in evidenza:

• L'importanza di uno studio retrospettivo per la messa a disposizione di dati dosimetrici relativi a migliaia di pazienti

• La correlazione dose in vivo/dose calcolata

• Il carico dosimetrico dovuto alla necessità di ripetere gli esami per controlli ravvicinati propri di un centro traumatologico

• La necessità di controlli di qualità e sicurezza che rendano impossibili irradiazioni con dosi fortemente fuori standard

Lo studio si avvale quale supporto tecnologico del sistema DoseWatch GE Healthcare.

Trattasi di un sistema digitale client-server che consente la raccolta ed archiviazione automatica dei dati dosimetrici direttamente dalle modalità diagnostiche tramite rete ospedaliera in un server (con database MySQL situato nella sala server dell'Ospedale CTO. I dati raccolti dalle modalità sono quindi consultabili ed analizzabili in tempo reale tramite un'interfaccia web protetta

da password che supporta autenticazione LDAP. Il sistema può essere collegato con differenti modalità digitali (TC, Vascolari, Mammografi e Radiologia digitale) attraverso:
- DICOM SR: Report dosimetrico strutturato
- DICOM RAW: Header DICOM dalle immagini
- MPPS: Modality Performed Procedure Step

Nel nostro studio il sistema riceve dati sia in modalità standard RAW ed SR dalle modalità (3 TC multistrato installate presso l'Ospedale CTO-Maria Adelaide) sia direttamente dall'archivio PACS tramite un retrieve massivo relativo all'analisi retrospettiva di "pazienti TC" per gli anni 2010 – 2011 ed è in linea per tutti i pazienti TC 2012.

In particolare nella tabella 1 abbiamo evidenziato il numero dei "pazienti TC" analizzati con Dosewatch sulla totalità dei "pazienti TC"

Anno	N° pazienti TC (DoseWatch)	N° pazienti TC (totalità)
2010	2568	5015
2011	3020	9301
2012	4549*	4549*
* I Quadrimestre 2012		

Tabella 6

In figura 18 abbiamo rappresentato uno schema di architettura standard e uno schema di architettura multisito

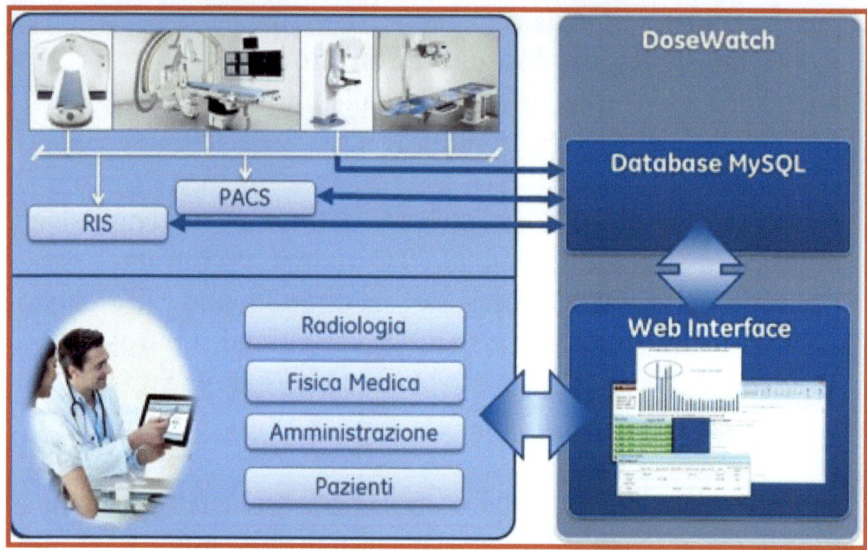

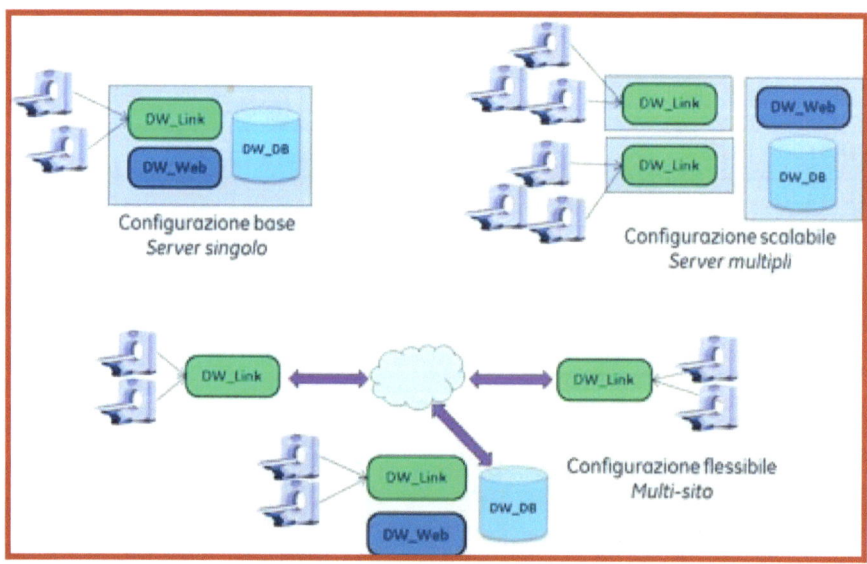

Figura 18

In tabella abbiamo evidenziato i fattori di conversione per ottenere la dose efficace dalle DLP.

$$\text{Dose Efficace} = \left(E_{DLP} \cdot \text{DLP (mSv)}\right.$$

Nuovi valori di E_{DLP} proposti da Shrimpton (NCRP) nel 2004 che tengono conto di cinque differenti classi di età

Region of body	Effective dose per DLP (mSv (mGy cm)$^{-1}$) by age				
	0 y old[a]	1 y old[a]	5 y old[a]	10 y old[a]	Adult[b]
Head & neck	0.013	0.0085	0.0057	0.0042	0.0031
Head	0.011	0.0067	0.0040	0.0032	0.0021
Neck	0.017	0.012	0.011	0.0079	0.0059
Chest	0.039	0.026	0.018	0.013	0.014
Abdomen & pelvis	0.049	0.030	0.020	0.015	0.015

Tabella 7

Considerando i livelli diagnostici di riferimento (LDR), promossi dalle linee guida europee (Tabella 8), abbiamo analizzato gli esami effettuati nel nostro studio.

Examination	Diagnostic Reference Level	
	CTDI$_w$(mGy)	DLP (mGy cm)
Routine head	60	1060
Face and sinuses	35	360
Vertebral trauma	70	460
Routine chest	30	650
HRCT or lung	35	280
Routine abdomen	35	780
Liver and spleen	35	900
Routine pelvis	35	570
Osseous pelvis	25	520

Ref. European Guidelines on Quality Criteria for Computed Tomography, EUR 16262, May 1999

Tabella 8

A titolo di esempio riportiamo le indagini relative alla testa, al trauma vertebrale ed al torace. Di suddetti esami abbiamo verificato per due TC prese in considerazione (Brightspeed e LightSpeed Plus) i CTDI e i DLP (Tabella 9-10-11-12)

DLP e Linee Guida Europee DLP (mGy.cm) per acquisizione			
	Linee Guida Europee	Media DLP	% di esami con DLP>linee guida
Testa	1060	533,20	2,3%
Trauma Vertebrale	460	630,28	71,6%
Torace	650	432,98	16,8%

Tabella 9

CTDI e Linee Guida Europee CTDI (mGy)			
	Linee Guida Eurogee	Media DLP	% di esami con DLP>linee guida
Testa	60	75,8	46,1%
Trauma Vertebrale	70	47	14,3%
Torace	30	13,8	4,8%

Tabella 10

DLP e Linee Guida Europee per sistema DLP (mGy.cm) per acquisizione					
	Linee Guida Europee	BrightSgeed		LightSgeed Plus	
		Media DLP	% di esami con DLP>linee guida	Media DLP	%di esami con DLP>linee guida
T §19	1060	592,65	3,1%	691,25	1,4%
Trauma Vertebrale	460	523,4	47,9%	691,2	85,1%
Torace	650	423,9	15,8%	676,6	44,4%

Tabella 11

CTDI e Linee Guida Europee per sistema CTDI (mGy.cm) per acquisizione					
	Linee Guida Europee	BrightSpeed		LightSpeed Plus	
		Media CTDI	% di esami con CTDI>linee guida	Media CTDI	% di esami con CTDI>linee guida
Testa	60	66,3	44,7%	85,2	47,4%
Trauma Vertebrale	70	36,5	9,6%	53,0	16,9%
Torace	30	13,4	3,9%	26,3	27,7%

Tabella 12

Nella Tabella 13 abbiamo evidenziato i 10 pazienti con dose cumulativa più alta.

Età del paziente	DLP cumulativo (mGy.cm)
55	16.047,64
31	15.093,95
27	15.076,35
24	14.981,26
73	14.784,12
59	14.452,35
59	14.386,54
47	13.972,47
70	13.806,44
54	13.300,62

Tabella 13

In figura 19 abbiamo rappresentato l'analisi giornaliera della variazione di DLP che ci permette con tempestività di intervenire su eventuali variazioni fuori standard.

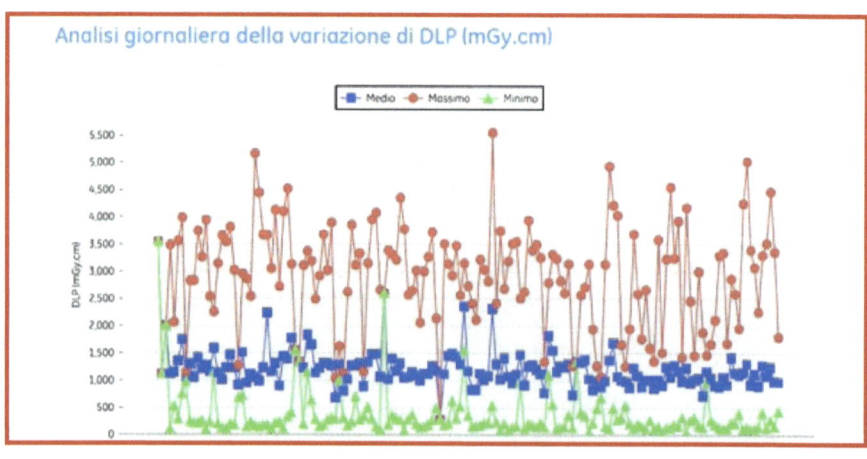

Figura 19

L'aumento dell'utilizzo di esami TC e dell'esposizione correlata sta avvenendo di pari passo alla consapevolezza del potenziale carcinogenico delle basse dose di radiazioni-X, in particolare nei bambini. Questo aumento di consapevolezza si sta affermando principalmente a partire dall'attento follow-up – ormai superiore a 50 anni - delle conseguenze osservate sugli esposti alla bomba atomica e sulle stime dei rischi effettuate sui più importanti studi epidemiologici eseguiti su larga scala. Queste considerazioni suggeriscono che la stima dei rischi associati agli esami TC non siano ipotetici bensì misurati direttamente sull'aumento del rischio di malattia neoplastica nei soggetti (adulti e bambini) che in passato sono stati esposti agli stessi livelli di radiazione per organo che vengono assorbiti nel corso di un esame TC. Alla luce di queste considerazioni, e tenendo conto del fatto che comunque nella maggior parte dei suddetti esami il rapporto rischio/beneficio è in favore di quest'ultimo, bisogna sottolineare come negli Stati Uniti ogni anno vengano eseguiti troppi esami TC. In letteratura sono presenti numerosi studi che mettono in evidenza la opinabilità di molte indagini TC eseguite in svariati contesti come ad esempio nella gestione dei traumi, delle crisi convulsive, della cefalea cronica e in particolare nella diagnosi dell'apendicite acuta nel bambino. Al di là di questi contesti clinici un'ulteriore problema emerge nel momento in cui codesti esami sono richiesti in un contesto di medicina "difensiva" oppure quando si giunge alla ripetizione dello stesso solo per mancanza di un'adeguata comunicazione con il paziente nella fase anamnestica. Molti medici condividono la concezione che l'esame TC sia da considerarsi alla stregua delle altre indagini radiologiche, anche se le dosi di radiazioni erogate nel corso di tale esame sono superiori ad altre procedure radiologiche. In un recente sondaggio eseguito su radiologi e medici di pronto soccorso si è evidenziato come il 75% della popolazione considerata sottostimi in maniera sostanziale la dose di radiazioni erogata da un esame TC e il 53% dei radiologi e il 91% dei medici di pronto soccorso non credano che l'esecuzione di esami TC aumentino il rischio di cancro per i pazienti. Alla luce di questi riscontri l'opuscolo "Rischio Radiazioni e Tomografia Com-

puterizzata Pediatrica: Una Guida per Operatori Sanitari", che è stato
recentemente messo a disposizione dei medici dall'Istituto Nazionale
Cancro e dalla Società di Radiologia Pediatrica, è il benvenuto.

Ci sono tre modi per ridurre la dose di radiazione assorbita dalla
popolazione per esami TC. Il primo è di ridurre la dose TC correlata
al singolo paziente. Il controllo di esposizione automatico presente
sulle macchine di ultima generazione sta risultando molto utile a
tal proposito. Il secondo è di rimpiazzare l'utilizzo degli esami TC,
quando possibile, con altre opzioni, come ad esempio utilizzando
esami ultrasonografici o imaging a risonanza magnetica. La terza
e più efficace opzione per ridurre l'assorbimento TC correlato alla
popolazione è semplicemente di diminuire il numero di studi TC
che sono prescritti. Da un punto di vista individuale, quando un
esame è giustificato da un'esigenza di tipo medico, il rischio associato è trascurabile rispetto al beneficio dell'informazione diagnostica
ottenuta. Negli Stati Uniti, tuttavia, se fosse vero che un terzo degli
esami prescritti non sono giustificati (e sembra proprio che sia così)
significherebbe che ogni anno 20 milioni di adulti e, soprattutto, 1
milione di bambini sono irradiati inutilmente.

Avvalendosi di software adeguato è possibile correggere errori di
posizionamento del paziente come evidenziato in figura 20.

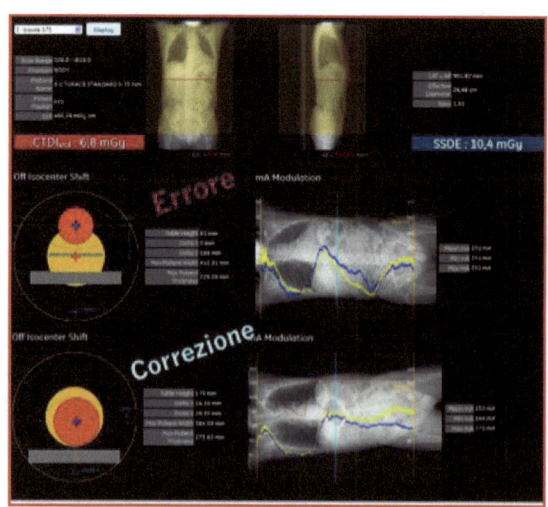

Figura 20

Capitolo 2

Medicina nucleare

Sintesi

La Medicina Nucleare si caratterizza nella attività diagnostica e terapeutica espletata con l'impiego di sorgenti radioattive. Le sorgenti radioattive si caratterizzano per la loro energia, tipo di decadimento radioattivo e tempo di dimezzamento. Lo iodio 131 (131I), soprattutto utilizzato in terapia radiometabolica per il trattamento dei tumori della tiroide, con il suo tempo di dimezzamento di 8.05 giorni e la sua energia fotonica di 360 KeV necessita l'isolamento del paziente, vasche di decantazione dei rifiuti liquidi ed uno studio di impatto ambientale. Il tecnezio 99 (99Tc) metastabile, con un tempo di dimezzamento di 6 ore ed un'energia di 140 KeV permette di effettuare il 75% delle indagini diagnostiche con uno scarso impatto ambientale della radioattività. L'impiego diagnostico della TC-PET con l'utilizzo di radioisotopi a vita breve/brevissima, per esempio il fluoro 18 (2-fluoro-2desossi-D-glucosio) o 18F-FDG con tempo di dimezzamento di 2 ore oppure l'ossigeno 15 (15O) con tempo di dimezzamento di 2 minuti, è di grande interesse in quanto permette un'indagine sulle alterazioni funzionali che in malattia spesso precedono le alterazioni morfologiche. La disponibilità di un crescente numero di radioisotopi che tracciano le diverse vie metaboliche amplia le applicazioni diagnostiche per la TC-PET. Il presidio più importante di radioprotezione in Medicina Nucleare è la logica dei percorsi, caratteristica indispensabile per una buona struttura.

In italia esistono: 253 centri di medicina nucleare con 22 ciclo-troni, 53 pet fisse e 11 pet mobili. Si effettuano oltre 2 milioni di esami all'anno.

Cos'è una sostanza radioattiva?

È una sostanza costituita da atomi instabili i cui nuclei si trasfor-mano emettendo radiazioni.

Questo processo fisico si chiama decadimento radioattivo. La velocità di trasformazione (o di disintegrazione) degli atomi radio-attivi viene definita Attività.

L'Attività si misura in Becquerel (Bq). 1 Becquerel è uguale ad 1 disintegrazione al secondo.

Di cosa si occupa la medicina nucleare

La medicina nucleare è la disciplina che in ambito sia di dia-gnostica sia di terapia utilizza prevalentemente sorgenti radioattive non sigillate assunte per via orale, iniettate in circolo o in cavità corporee.

La medicina nucleare
Specialità medica che prevede l'uso di sostanze radioattive det-te radiofarmaci a scopo:
DIAGNOSTICO (◊ scintigrafia ◊ SPECT, PET)
TERAPEUTICO (Terapia radiometabolica)

La loro presenza e distribuzione nel corpo umano, rilevata con particolari apparecchiature (gamma camera, SPECT, PET e CT/PET) permette di determinare anomalie morfologiche e/o funzio-nali degli organi interessati, soprattutto in campo oncologico, car-diologico e neurologico, nonché l'opportuna terapia (radio metabo-lica o radio immuno guidata) per patologie quali il carcinoma della tiroide, il neuroblastoma, i tumori neuroendocrini).

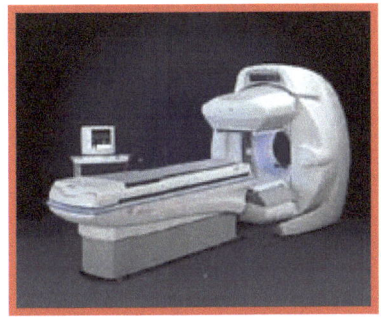

FIGURA 21
SPECT (GE-Millennium-VG-Hawkeye)

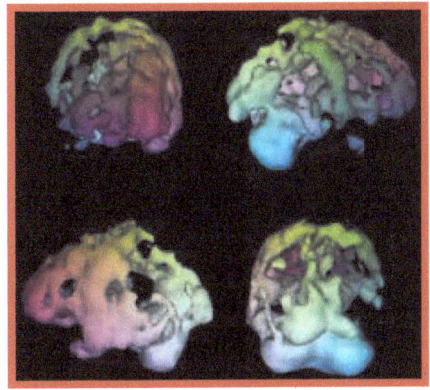

FIGURA 22
SPECT paziente con Alzheimer

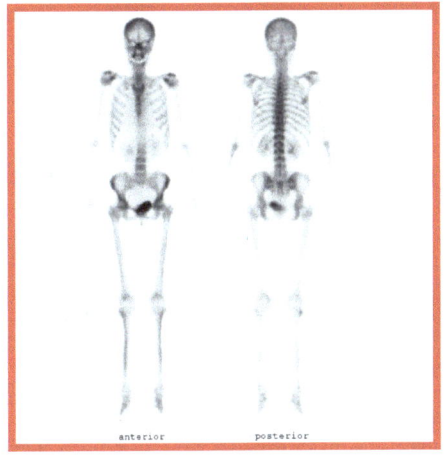

FIGURA 23
SPECT scheletrica

Modalità di impiego dei radioisotopi

Nella tabella 14 abbiamo indicato a titolo esemplificativo i radio-isotopi utilizzati in alcune indagini diagnostiche e alcune terapie.

Diagnostica e terapia medico nucleare radioisotopi di uso frequente	
diagnostica	
RADIOISOTOPO	TIPO DI ESAME
◊ Fluoro 18 (18F)	PET
◊ Tecnezio 99m (99mTc)	Sc. tiroidea, polmonare, ossea
◊ Gallio 67 (67Ga)	Scintigrafia polmonare
terapia	
RADIOISOTOPO	TIPO DI TERAPIA
◊ Iodio 131 (131I)	Ca tiroideo, iper/ipo-tiroidismo
◊ Stronzio 89 (89Sr)	Trattamento delle metastasi ossee
◊ Samario 153 (153Sm)	Trattamento delle metastasi ossee

Tabella 14

Nella diagnostica di Medicina Nucleare le attività che vengono somministrate vanno confrontate con i Livelli Diagnostici di Riferimento (LDR) che sono degli strumenti di lavoro per ottimizzare le prestazioni. Sono grandezze misurabili e tipiche di ogni procedura. A titolo esemplificativo mostriamo nella tabella 15 alcuni LDR.

ESAME	RADIOFARMACO	LDR (MBq)
Angiocardioscintigrafia all'equilibrio	Tecnezio 99 metastabile - emazie	925
Scintigrafia cerebrale	Tecnezio 99 metastabile - DTPA	740
Scintigrafia ossea	Tecnezio 99 metastabile -Difosfonati	600 - 900
Captazione tiroidea	Iodio 131 - Ioduro	0,37
Scintigrafia tiroidea	Tecnezio 99 metastabile - Pertecnetato	150

Tabella 15

L'apparecchiatura ad oggi più importante nella diagnostica medico nucleare è la CT-PET.

TC PET problematiche di radioprotezione

PET è l'acronimo di Positron Emissione Tomography ovvero tomografo a emissione di positroni. La reazione che scaturisce dall'incontro di due particelle di materia e antimateria è un classico esempio della relazione $E=mc^2$ dove le masse si annichilano convertendosi in energia con l'emissione di due fotoni in direzioni opposte. Questa caratteristica peculiare fa sì che si possa determinare il punto di origine dell'annichilazione delle due particelle con speciali tomografi detti appunto PET. La caratteristica peculiare di alcune formazioni neoplastiche (ma non solo) è quella di essere avide di energia, quindi di zuccheri, grazie a questa caratteristica il glucosio legato ad una molecola con un nucleo radioattivo permette di creare un segnalatore dell'avidità energetica dei conglomerati cellulari atipici.

Molte molecole legate a vari radioisotopi possono essere utilizzate con la PET, ma la maggior parte di questi radioisotopi ha un tempo di dimezzamento così breve da renderli esclusivi per quei centri di ricerca dotati di Ciclotroni. Per citarne alcuni il ^{11}C ha una emivita di 20,4 min; il ^{13}N di 10 min e l' ^{15}O di soli 2 min.

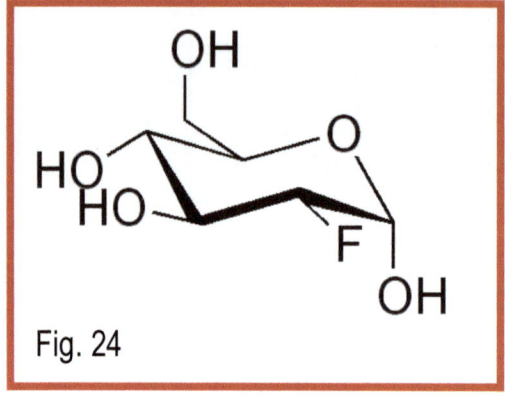

Fig. 24

La molecola più utilizzata allo scopo, con un tempo di dimezzamento non brevissimo, è il Desossi-fluoro-glucosio. Come per il glucosio, al suo ingresso nella cellula esso viene fosforilato in posizione 6, impedendone la fuoriuscita dalla cellula. A differenza del glucosio, tuttavia, l'FDG non può essere catabolizzato nella via glicolitica e rimane nella forma di FDG-6-fosfato fintantoché la molecola rimane radioattiva (e quindi visibile attraverso PET).

Prima del decadimento del ^{18}F-FDG, infatti, la molecola non può essere utilizzata a causa dell'ingombro sterico generato dal fluoro. Il decadimento stesso, di fatto, porta il sostituente in posizione 2 da ^{18}F a ^{18}O: ciò significa che la molecola risultante è una vera e propria molecola di glucosio-6-fosfato, che in questa fase è normalmente metabolizzabile dall'organismo.

La distribuzione di ^{18}F-FDG, dunque, è un ottimo metodo per valutare la biodistribuzione del glucosio e la sua fosforilazione nei diversi distretti dell'organismo. Per i motivi sopra elencati, si tratta di uno strumento estremamente preciso e *pulito* poiché in seguito al decadimento, non vi è alcun accumulo cellulare di biomolecole.

È importante sottolineare che la PET fornisce informazioni di tipo fisiologico, cioè funzionale, a differenza di TC e RM che invece forniscono informazioni di tipo morfologico del distretto anatomico esaminato. Con l'esame PET si ottengono mappe dei processi funzionali all'interno del corpo.

Sulle immagini, la valutazione delle aree ipercaptanti viene in genere fatta in modo qualitativo da medici molto esperti. Tuttavia esistono casi dubbi in cui può essere utile un'analisi semi-quantitativa. Il principale parametro utilizzato per quest'analisi è il SUV (Standardized Uptake Value) che si può calcolare su ogni area dubbia mediante la seguente relazione:

$$SUV = A_{area}/M_{area}/A_0/M_{corpo} \qquad [Bq/g]$$

Dove: A_{area} = Attività dell'area interessata
   M_{area} = massa dell'area interessata
   A_0 = Attività somministrata
   M_{corpo} = Massa corporea

Come si può facilmente vedere il SUV mostra quante volte capta di più (o di meno) l'area interessata capta il radioisotopo rispetto a quanto capterebbe un'area di uguale massa. Il calcolo del SUV non è certamente univoco; esso, infatti, può essere ulteriormente corretto per altri parametri, come la superficie corporea o la massa magra o l'analisi della cinetica di captazione, rilevata tramite acquisizioni e misurazioni del pool circolante.

In molti casi è fondamentale valutare la risposta del tessuto alle terapie citostatiche avvalendosi di una misurazioni seriate del SUV effettuata in più scansioni nel tempo sulle lesioni al fine di quantificare la riuscita dei trattamenti. Quest'anali è importante perché la PET ha una risoluzione spaziale veramente bassa (una sfera di 5 mm di raggio; range del positrone). Il SUV, quindi, consente un'accurata valutazione che arriva a fare stime sul singolo grammo di tessuto. Il criterio utilizzato considera la riduzione percentuale del SUV fra le varie misurazioni. Ovviamente è fondamentale che le misurazioni siano effettuate nello stesso Centro, con la stessa macchina, che al paziente sia somministrata la stessa attività, con lo stesso tempo di acquisizione, con le stesse specifiche di scansione, ecc... in modo da rendere i due esami confrontabili.

Come si ottiene l'isotopo FDG

Bombardando dei nuclei di ^{18}O con protoni di alta energia in un ciclotrone un protone viene aggiunto al nucleo dell'ossigeno che sale di un posto nella scala degli elementi trasformandosi in ^{18}F. Tale isotopo, però, è instabile, ha un tempo di dimezzamento di 109,74 min e un decadimento β^+ [1]. Quando un elettrone esterno viene catturato da un Protone del nucleo si trasforma in un neutrone con conseguente emissione di un positrone β^+ con energia di 0,663 Mev max. Tale particella emessa dal nucleo è antimateria e dopo una serie di collisione a livello di campo, ridotta la sua energia cinetica iniziale, annichila unendosi a un elettrone β^-. Poiché due particelle di materia e antimateria non possono coesistere, la massa delle due particelle si trasforma in energia con la conseguente emissione di due fotoni da 0,511 Mev in direzioni diametralmente opposte, cioè a $180° \pm 0,7°$

Costituzione di un Tomografo CT-PET

Tomografo CT-PET è un'evoluzione della PET che presentava l'inconveniente di fornire delle immagini solamente fisiologiche senza i riferimenti dei distretti anatomici. Come si può ben capire questo inconveniente presentava delle difficoltà nella collocazione dell'emettitore nel contesto anatomico. A questo si è ovviato, in un tempio successivo accoppiando alla PET un tomografo CT. I due tomografi acquisiscono indipendentemente due immagini; una di tipo morfologico e una di tipo fisiologico. In un secondo tempo l'elaboratore provvede alla fusione delle due immagini evidenziando le concentrazioni degli emettitori radioattivi in un chiaro contesto morfologico con la precisione necessaria alla localizzazione dell'origine dell'emissione. Il tomografo PET è costituito da un Gantry composto da una corona di rivelatori a simmetria assiale accoppiati a un fotomoltiplicatore.

---

[1] Il decadimento beta+ consiste nella trasformazione di un protone in un neutrone, che si verifica in nuclidi con difetto neutronico; la trasformazione avviene con emissione di un elettrone positivo (positrone, particella di antimateria non presente nella materia ordinaria) e di un neutrino: $p \rightarrow n ++ e+ + {}^{'}+v$

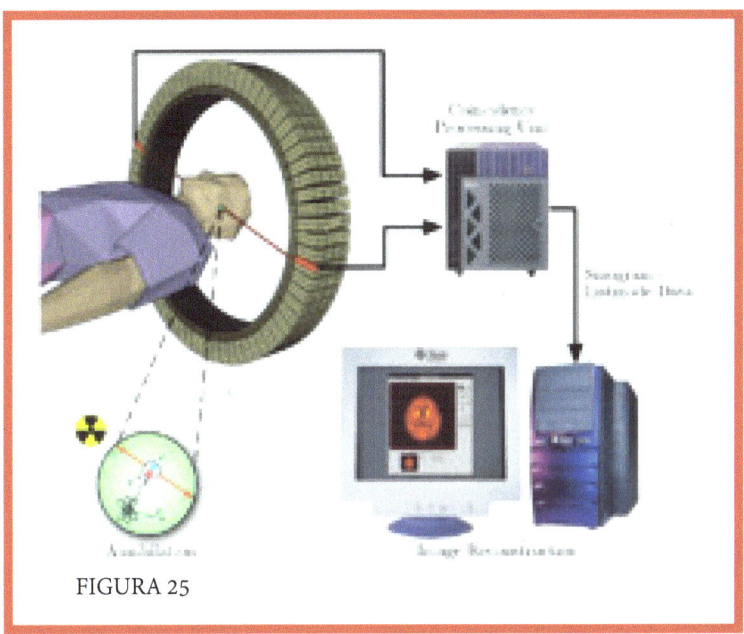

FIGURA 25

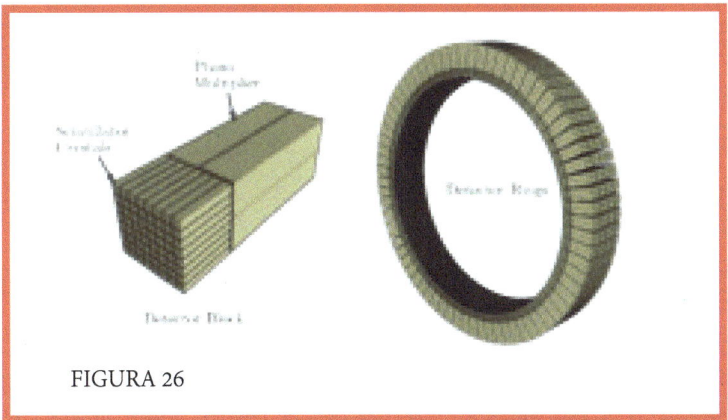

FIGURA 26

Il problema cruciale della tecnica è la rilevazione simultanea di coppie di fotoni: quelli che non raggiungono il rilevatore in coppia, entro un intervallo di tempo di pochi nanosecondi, non sono presi in considerazione e vengono definiti *"falsi"* gli altri vengono definiti *"veri"*. Misurando l'intervallo di tempo (pochi nanosecondi) che i due fotoni veri impiegano per giungere al rivelatore si può dedurre il punto di origine delle coppie e la quantità di fotoni che hanno origine dallo stesso punto determina l'intensità di accumulo e quindi l'avidità energetica del complesso cellulare. Quando un β^+ viene emesso da un nucleo percorre una certa distanza e perde energia cinetica per collisioni e solo quando questa è minima le probabilità di annichilazione sono massime. Poiché il range medio è di circa 5mm si comprende come la risoluzione non possa scendere sotto i 5 mm.

La metodica PET presenta tuttavia una serie di limitazioni alla sua diffusione. In primo luogo i costi; basti pensare che il costo di un tomografo CT-PET si aggira intorno agli 8 milioni di Euro. senza contare il costo di acquisto e di gestione del Ciclotrone per produrre i radioisotopi e della radio farmacia connessa a quest'ultimo per la sintesi dei traccianti. Anche se si considera che un Ciclotrone può rifornire molte macchine nasce il problema del bacino di utenza e delle ripercussioni generate dai fermi macchina che data la complessità dei tre sistemi correlati presentano una frequenza di un certo rilievo. Una PET può effettuare mediamente 25 pazienti/g e un Ciclotrone può rifornire comodamente quattro, cinque scanner. Un eventuale guasto, mediamente risolubile in un lasso di tempo breve (2-3 gg) determina problemi di una certa importanza nella gestione dei flussi di pazienti. Per tale motivo solo pochi Centri, prevalentemente ospedalieri o universitari, possiedono il complesso PET-Rdiofarmacia-Ciclotrone, mentre la maggior parte di questi si avvale di supporti esterni consociati in reti di rifornimento. Un'altra limitazione è costituita dal breve tempo di dimezzamento del radioisotopo che limita l'uso alle molecole legate al ^{18}F

Una limitazione alla diffusione della PET è il costo dei ciclotroni per la produzione dei radionuclidi di breve tempo di dimezzamento. Pochi ospedali e Università possono permettersi l'acquisto e il mantenimento di apparati costosi e la maggior parte dei Centri PET è supportata da fornitori esterni di radiotraccianti, che riforniscono più strutture contemporaneamente. Questo vincolo del decadimento veloce limita l'uso della PET clinica principalmente all'uso di traccianti con il ^{18}F, che avendo un tempo di dimezzamento di 110 minuti può essere trasportato ad una distanza ragionevole prima di essere utilizzato.

Problemi legati alla radioprotezione di un sito PET

Il ^{18}F che, prendiamo come isotopo di riferimento per le considerazioni future, presenta le seguenti caratteristiche fisiche:

$T_{1/2}$ fis   = 109,74 min
$T_{1/2}$ biol= 6 h
$T_{1/2}$ eff = 1,4 h
HVL_{Pb} = 2,7 cm
TVL_{Pb} = 6,4 cm
λ =-0.00632 min^{-1} costante di decadimento
E_{γ} =0,511 MeV
E_{β} =0,633 MeV max

Max β Range $_{air}$ = 158 cm
Max β Range $_{w}$ = 0,23 cm
Max β Range $_{PMMA}$ = 0,17 cm

Γ_{specif} =0,188 mSv/h/GBq/m^2
μ_{w} =0,0587 cm^{-1}
μ_{pb} =0,16 mm^{-1}
μ_{cls} =0,022 mm^{-1}

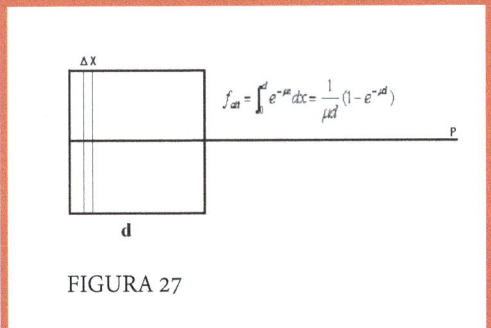

FIGURA 27

La prima considerazione che bisogna tenere presente, quando si deve progettare un sito TC-PET , è che le vere e proprie sorgenti radioattive sono costituite dai pazienti iniettati. Quando l'isotopo si distribuisce in maniera uniforme nell'organismo, la radiazione emessa dal volume elementare ΔV deve attraversare uno spessore Δx della cui attenuazione bisogna tenere conto. Il fattore di attenuazione globale del paziente è dato dall'integrale:

$$f_{paz} = \int_0^d e^{-\mu x} dx = \frac{1}{\mu d}(1 - e^{-\mu d})$$

dove se consideriamo lo spessore medio di una persona d $\approx$25 cm risulta

$$f_{paz} = 0,5$$

La seconda considerazione è data dal fatto che l'isotopo decade in un tempo certamente non brevissimo, ma in ogni caso tale da rendere inapplicabile la relazione generale

$$D = \Gamma A t \frac{1}{x^2}$$

Dove: D=dose alla distanza x; A =Attività iniettata; Γ = costante gamma specifica; t tempo di esposizione

Il paziente infatti viene iniettato con una attività **A** di radioisotopo, quindi viene fatto sostare in una sala di "*attesa calda*" per circa un'ora, dopo di che effettua l'esame che dura circa venti minuti. Durante questo periodo il radioisotopo decade in modo significativo. Non considerare questo aspetto porterebbe inevitabilmente ad una sopravvalutazione della dose incidente alle barriere e di conseguenza una sovrastima degli spessori che, data l'energia elevata, sono di una certa consistenza e di conseguenza di un costo rilevante.

Date queste premesse la dose alla distanza x dovrà necessariamente essere l'integrale dei singoli contributi di dose che nel tempo Δt di permanenza del paziente in sala d'attesa si sommano nel punto di misura.

La dose alla distanza x durante l'intervallo di tempo Δt è quindi data da:

$$D = \frac{\Gamma A_0 f_{pnz}}{\lambda x^2} \int_{r1}^{r2} e^{-\lambda t} = \frac{\Gamma A_0 f_{pnz}}{\lambda x^2} (1 - e^{-\lambda \Delta t})$$

La terza considerazione da tenere presente è la tipologia di materiale schermante impiegato che nella maggior parte dei casi è costituita non da una sola tipogia, ma più tipologie di materiali affacciati uno all'altro a seconda delle necessità. Come noto e considerati gli spessori e le attività in gioco, si ritiene accettabile approssimare le curve di trasmissione della radiazione attraverso le barriere con un andamento esponenziale, cioè con equazioni del tipo $I = I_0 e^{-\mu x}$ dove μ è il fattore di trasmissione di quel materiale e **x** la sezione attraversata dalla radiazione. Nel caso più generale la dose ricevuta oltre una barriera multistrato, cioè composta da materiali differenti è data dalla relazione generale:

$$I = I_0 e^{-\sum_{i=1}^{n} \mu_i s_i}$$

dove: I_0 = rateo senza attenuatore; μ_i e s_i sono rispettivamente il fattore di trasmissione e la sezione attraversata del materiali *iesimo* utilizzato.

Quando si parla di radiazioni di bassa energia dove gli spessori in gioco non sono importanti vale pena considerare la sezione attraversata dalla radiazione uguale allo spessore *sp* del materiale indipendentemente dall'angolo di incidenza. Quando invece l'energia della radiazione è alta e di conseguenza gli spessori sono notevoli è opportuno ed economico tenere presente questo fatto. La sezione S attraversata dalla radiazione è data dalla relazione:

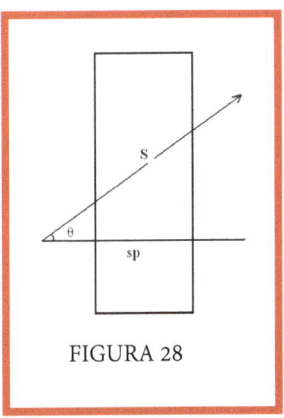

FIGURA 28

$$S = \frac{sp}{\cos\theta}$$ dove sp= spessore della barriera; θ= angolo di incidenza della radiazione

Riassumendo tutte le considerazioni fatte sopra otteniamo un'unica relazione generale si ottiene la relazione generale:

$$D = \frac{\Gamma A_0 f_{pz}}{\lambda x^2}\int_{t1}^{t2} e^{-\lambda t} e^{-\sum_{i=1}^{n}\mu_i\frac{sp_i}{\cos\theta}} = \frac{\Gamma A_0 f_{pz}}{\lambda x^2}(1-e^{-\lambda\Delta t})e^{-\sum_{i=1}^{n}\mu_i\frac{sp_i}{\cos\theta}}$$

L'ultima considerazione, di carattere generale, da tenere presente è che ogni paziente costituisce una sorgente a sé stante che contribuisce alla dose globale ed è variamente dislocato nella sala di *attesa calda*. In definitiva la dose al punto P oltre la barriera, sarà data dalla sommatoria dei contributi di dose di tutti i pazienti che, dopo essere stati iniettati sostano nell'attesa calda per un tempo Δt a distanze ovviamente diverse dal punto in questione attraversando la barriera con sezioni differenti.

Il problema non solo non è di facile soluzione, ma soprattutto è molto delicato ottimizzare la situazione radio protezionistica, considerando che in un sito PET dotato, ad esempio, di tre macchine possono passare 9500-10000 pazienti in un anno e che le opere di protezione hanno un costo notevole poiché si parla di spessori di Pb dell'ordine del centimetro e non del millimetro.

Come abbiamo detto precedentemente i pazienti sono le vere sorgenti da tenere in considerazione nella progettazione delle schermature. Nel caso di una sola macchina PET il ciclo usuale è, come accennato precedentemente, un'ora di attesa dopo l'iniezione di radio farmaco e venti minuti di scansione (ciclo 60/20); con questi presupposti il layout del ciclo (t.attesa/t.scansione+1) indica che nell'attesa calda saranno sempre presenti 3+1 pazienti iniettati.

Razionalizzazione delle schermature

Il modo migliore per razionalizzare le schermature è quello di creare un sistema a box che veda ogni paziente collocato in una postazione protetta da tre lati; una barriera a ridosso della schiena e due laterali, per un'altezza di circa 1,2m. Con questa geometria vengono schermate efficacemente le pareti vicine, laterali e posteriore al paziente, che in caso contrario dovrebbero essere sovraccaricate a causa del forte contributo di dose dovuto alla breve distanza. Le pareti frontali, essendo poste a grandi distanze, sono meno critiche. Con questo schema di schermatura anche il soffitto è meno impegnato, infatti, il generico punto di misura posto sulla verticale di un paziente non vede, o vede solo parzialmente, gli altri pazienti e, in ogni caso, li vede attraverso sezioni di materiale schermante molto grandi.

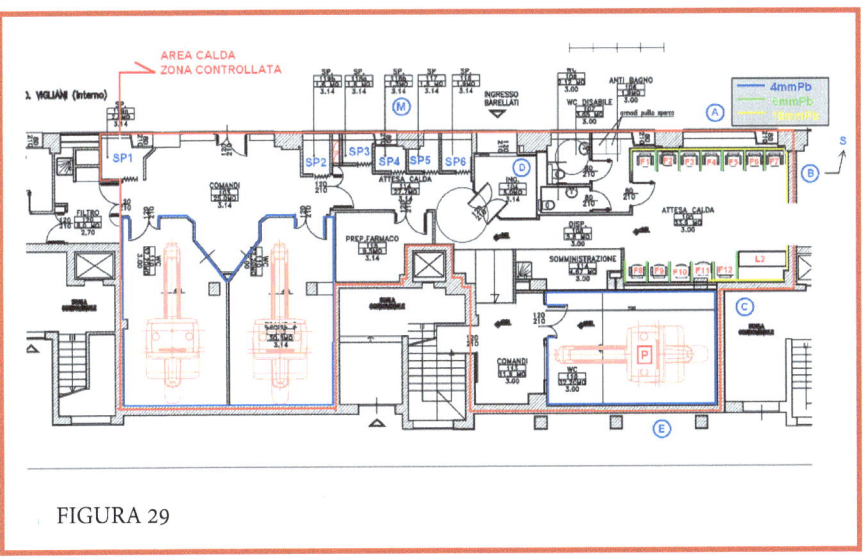

FIGURA 29

Nella fig. 29 si possono vedere in alto a destra le 12 postazioni box di un Centro dotato di tre TC-PET. Se prendiamo ad esempio il punto di misura contrassegnato dalla lettera A, si può notare che solo le postazioni centrali 3,4,5 incidono direttamente sulla parete, mentre le radiazioni emesse dalle postazioni 2,3 e 6,7 devono attraversare sezioni di schermatura molto grandi e di conseguenza il loro contributo alla dose in A è estremamente ridotto.

Le postazioni da 8 a 12 , opposte alle precedenti, sono molto distanti dal punto A, inoltre, le paratie laterali dei box costituiscono una sorta di collimatore per la parete frontale attenuando notevolmente la radiazione dispersa ad angoli ampi.

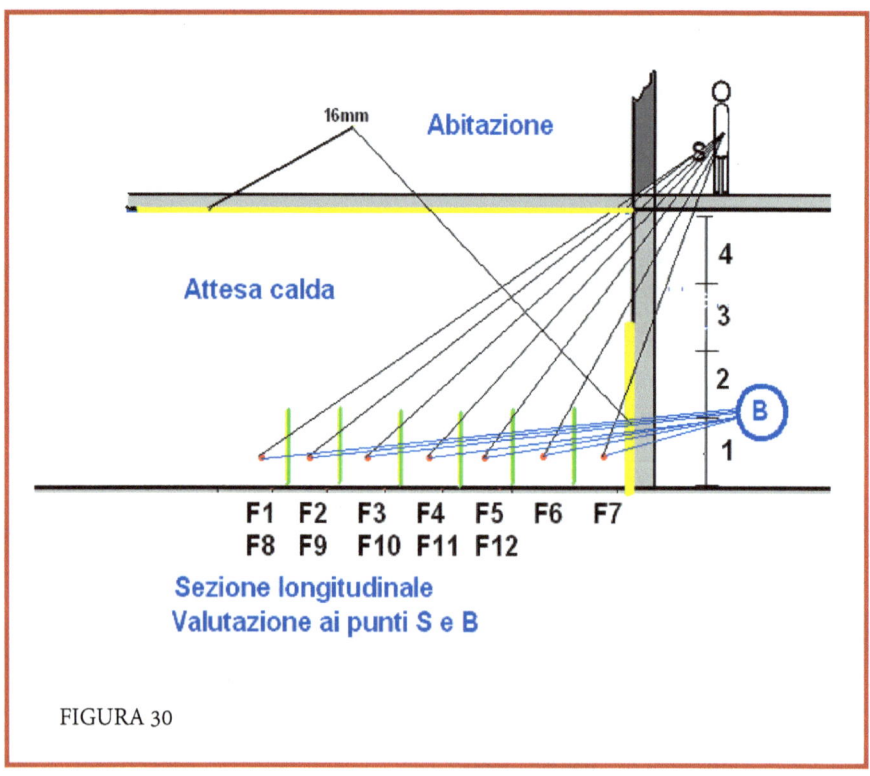

FIGURA 30

Anche per il soffitto valgono le stesse considerazioni. Come si può vedere in fig 30 (sezione verticale dell'attesa calda) il contributo di dose al punto S, posto al piano superiore laterale, e generato direttamente dai box 6 e 7, mentre la direzione dei fasci generata dagli altri box viene sempre intercettata dalle barriere laterali dei box con angoli che ne aumentano lo spessore di Pb attraversato.

Interessante notare che la soluzione dei box, come accennato precedentemente, permette di schermare con solo 16 mm Pb la parete
verticale laterale che altrimenti avrebbero dovuto essere di oltre 50
mm per assicurare una dose limite di 1 mSv/anno.

Problemi legati allo smaltimento dei rifiuti solidi e liquidi

Come già accennato, il paziente sosta per un certo tempo in sala
d'attesa calda al fine di permettere l'assorbimento del radioisotopo. Prima dell'esame il paziente deve svuotare la vescica da quella
porzione di radioisotopo che è stata catabolizzata andandosi ad ac-
cumulare nelle urine e nelle feci che costituirebbero aree di iperin-
tensa attività. Gli scarichi non possono confluire direttamente nella
rete fognaria, ma devono essere accumulati in un sistema di vasche
e digestori in attesa che l'attività specifica scenda sotto i limiti legge
(A<1 Bq/g). Per questo scopo, in un Centro dove transitano 9-10
mila pazienti/anno, esso viene realizzato nel seguente modo: tutti
gli scarichi dei WC caldi vengono fatti confluire in due *Imhoff* [2] da
queste la fase liquida o supernatante, viene convogliata in vasche
cilindriche poste in serie nei locali sottostanti opportunamente at-
trezzati. Tali vasche sono disposte in *parallelo* con un sistema di
valvole automatiche che, quando una di queste ha raggiunto il livello massimo di capienza, ne blocca l'ingresso dirigendo il flusso
verso la vasca successiva. Il numero di vasche da mettere in serie
deve essere opportunamente calcolato in modo tale che quando
l'ultima vasca della serie inizia il suo riempimento l'attività specifica
della prima sia scesa sotto la soglia di legge perché l'attività specifica contenuta possa essere considerata di non interesse radiologico,
quindi i rifiuti possono essere considerati *rifiuti urbani* e confluiti
nelle acque nere.

---

[2] Digestori che tramite un attacco batterico degradano le fasi solide dei cataboliti fluidificandoli.
È opportuno che le Imhoff siano due per evitare di bloccare il processo in caso di guasti

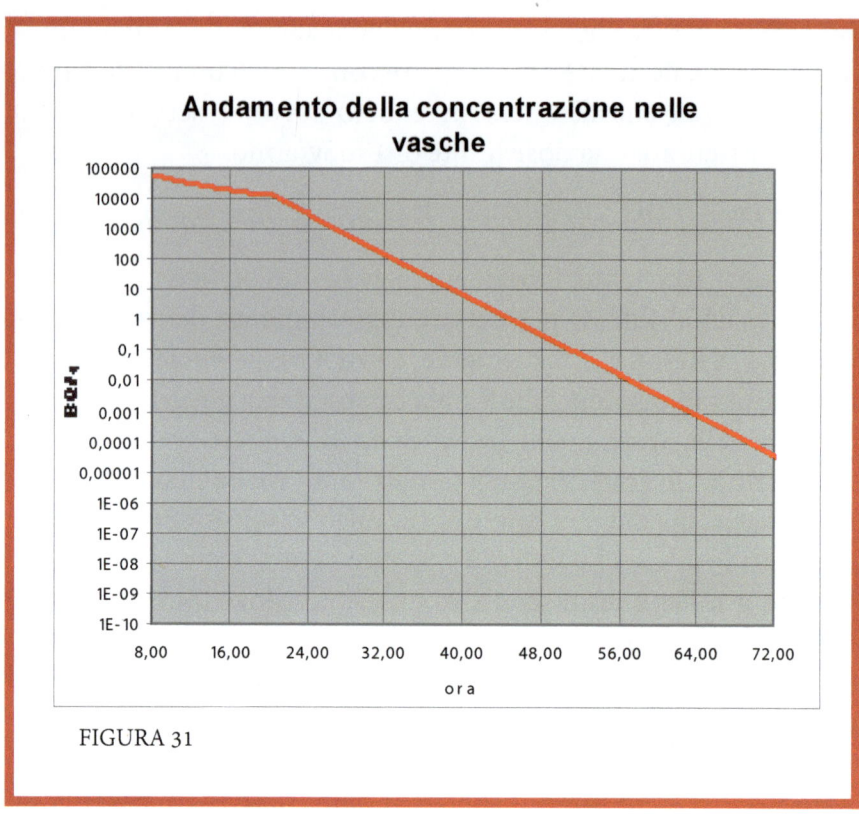

FIGURA 31

Dal punto di vista radioprotezionistico bisogna tenere presenti due fattori importanti. Il primo di questi è il dimensionamento del volume di ogni vasca e il loro numero complessivo. Sotto il profilo dell'attività dismessa si considera che ogni paziente dismetta il 20% dell'attività che gli è stata somministrata diluita in circa 7 litri di acqua. I liquidi che confluiscono nel sistema però non vengono immessi contemporaneamente, ma nell'arco della giornata lavorativa e sempre con la stessa attività. L'attività dismessa dal primo paziente nella stessa vasca, a fine giornata presenta un'attività totale ridotta dal tempo trascorso, ma quella dell'ultimo paziente presenta ancora tutta la sua attività. Di questo fatto bisogna tenere presente al fine di non sovradimensionare o sottodimensionare il sistema. In fig 31 si può vedere l'andamento grafico dell'attività calcolata in una vasca dove nella parte iniziale l'attività specifica decresce lentamente subendo poi un aumento della pendenza per il fatto che il contenuto totale decade uniformemente.

Il secondo fattore da tenere presente è l'esposizione del personale che deve recarsi nella sala delle vasche per verificare lo stato della situazione. Per calcolare il rateo di dose di esposizione di una persona che si trova in prossimità della vasca si deve considerare che questa contenga l'attività totale all'istante iniziale.

Il fatto che la vasca sia piena di acqua e radioisotopo determina un fattore di auto assorbimento che è funzione del diametro di questa. Anche in questo caso vale la relazione:

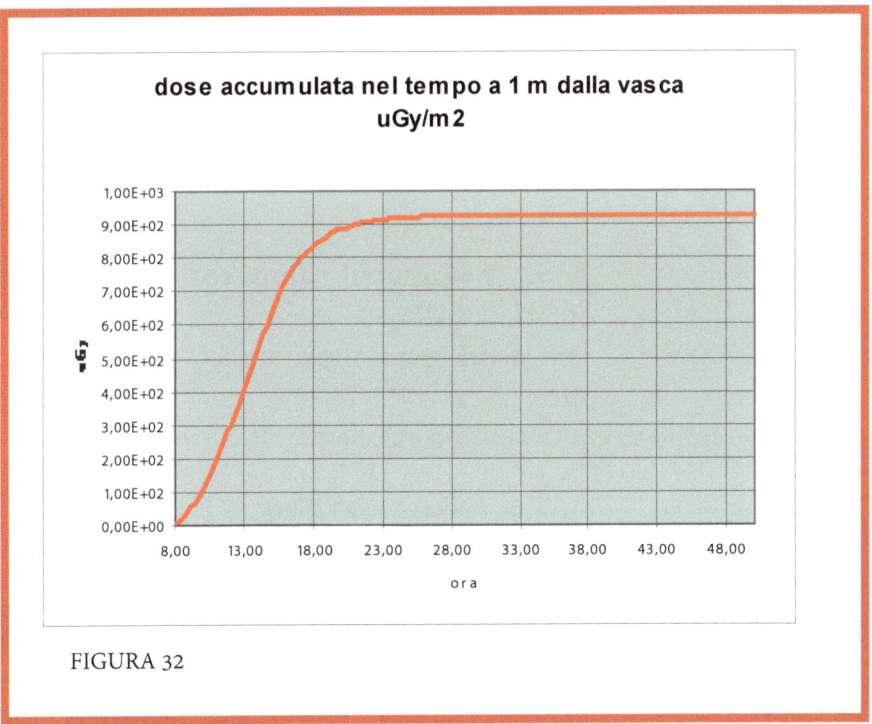

FIGURA 32

$$f_{rr} = \frac{1}{d}\int_0^d e^{-\mu r}\,dr = \frac{1}{\mu d}\left[1 - e^{-\mu d}\right]$$

Dove:

μ_w = fattore di trasmissione in acqua per F18

d = diametro medio della vasca

Per una vasca di diametro d=50 cm si è calcolato un $f_{vs} \approx 0,32$

Nella fig 32 è stata calcolata la dose integrale nelle 48h a 1m da una vasca da cui si vede che il problema non presenta particolari aspetti di criticità.

Dose ricevuta dal personale che opera in un Centro PET

Gli aspetti da considerare sono molteplici e ognuno di essi, anche se di basso impatto dosimetrico, deve essere affrontato e valutato. Il primo di questi è costituito dal personale che si trova nelle condizioni di dover transitare davanti ai pazienti iniettati che sostano nell'attesa calda. Dal punto di vista fisico si tratta di risolvere il problema di calcolare la dose assorbita da un punto **p** che si muove con velocità **v** in prossimità della sorgente paziente **paz** raggiungendo una distanza minima **h**: Fig 33

La dose al punto P, in condizioni statiche e per un solo paziente, è data da:

$$Dp = \Gamma A \left(\frac{1}{x^2 + h^2} \right) t$$

Dove Γ=costante gamma specifica $3,75 \cdot 10^{-5}$ (μSv.m^2)/(MBq.s)

A=attività somministrata al paziente 370 MBq

t= tempo di attesa nella posizione **p**

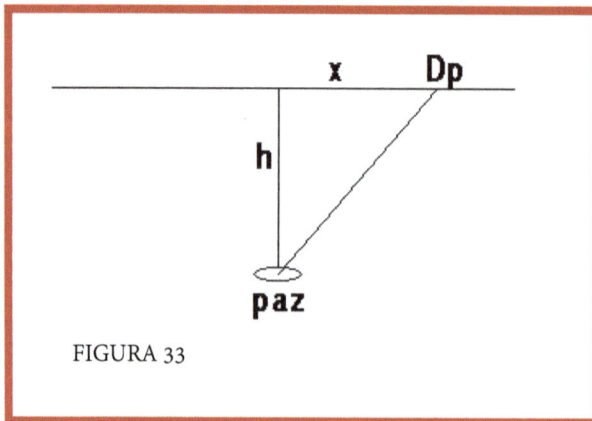

FIGURA 33

Supponendo che l'operatore cammini alla velocità **v**, costante, il tratto Δ**x** viene percorso nel tempo Δ**t**. Ne consegue che nel punto **p** si avrà una dose Δ**Dp**.

La relazione generale si trasformerà in forma differenziale in:

$$\Delta Dp = \Gamma A\left(\frac{1}{x^2 + h^2}\right)\Delta t$$

Il tempo di esposizione è determinato dalla velocità di transito V data dalla relazione

$$V = \frac{\Delta x}{\Delta t}$$

da cui

$$\Delta t = \frac{\Delta x}{V}$$

Con opportune sostituzioni si ottiene:

$$Dp = \frac{\Gamma A}{V}\int_{-\tau}^{x}\left(\frac{1}{x^2+h^2}\right)dx = \frac{\Gamma A}{hV}\left[\arctan\frac{x}{h}\right]_{x1}^{x2}$$

Posta la velocità dell'operatore pari a V=1m/s; la distanza minima **h** tra paziente e operatore di 1m, ipotizzando per eccesso che l'operatore si muova da $-\Psi$ a Ψ e considerando il massimo numero di pazienti presenti eguale a 6, ciascuno con un'attività di 370 MBq, senza considerare l'autoassorbimento del paziente, si avrà che per ogni transito la dose accumulata da un operatore della struttura ammonterà al massimo a:

$$Dp = (3,75 \cdot 10^{-5} \cdot 370) \cdot 3,14 \cdot 12 = 0,5 \ \mu Sv$$

La considerazione globale ai fini radio protezionistici, dovrà certamente tenere conto del carico annuo di pazienti sottoposto a esame e del fatto che ogni transito consta di due passaggi (andata e ritorno). Nell'ipotesi di 10000 pazienti/anno la dose impegnata per questa condizione ammonta circa a 1,5 mSv.

Personale più esposto in un centro PET?

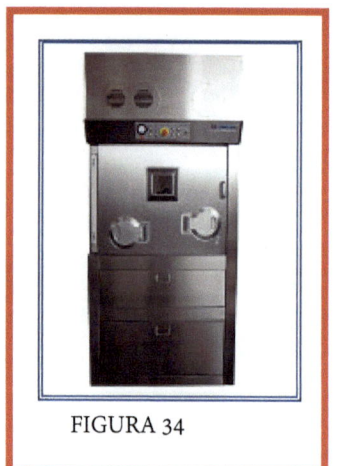

FIGURA 34

Quando il radio farmaco giunge al Centro il flacone viene posto all'interno di un frazionatore (fig 34) costituito da un box schermato, depressurizzato e dotato di pareti da 5 cm di Pb. L'aria che circola al suo interno, dopo essere stata filtrata con filtri ai carboni attivi, viene convogliata in un condotto fino alla "*copertura*" dell'edificio. In fase di progettazione Fisico e Progettisti devono lavorare in perfetta sintonia analizzando ogni aspetto senza pregiudizi sulle singole competenze. Se viene meno lo spirito di gruppo il rischio, o meglio la certezza, è di arrivare alla fine dell'opera avendo dimenticato importanti e a volte fondamentali sistemi strutturali tali da compromettere tutto il lavoro.

Per inserire il flacone nel frazionatore il box viene depressurizzato. Il flacone con il radio farmaco e il flacone di soluzione fisiologica per l'eluizione, vengono disposti nei rispettivi alloggiamenti e collegati con tubi flebo che confluiscono in due pompe peristaltiche. All'uscita i due liquidi confluiscono in un sistema a Y che somma le due soluzioni verso la siringa di caricamento (fig 34). Tutto il sistema è gestito da un PC che comanda le pompe peristaltiche in modo da caricare la siringa con l'attività richiesta opportunamente diluita. La siringa, carica dell'Attività, viene posta nel contenitore schermato di trasporto e inserita nella *bussola* di compensazione[3] per il ritiro da parte del medico nucleare che effettuerà l'iniezione.

---

[3] La normativa sulle radio farmacie prevede che l'aria contenuta nella radio farmacia sia esente da elementi patogeni esterni. Per questo motivo tutti i punti di ingresso e uscita dalla radio

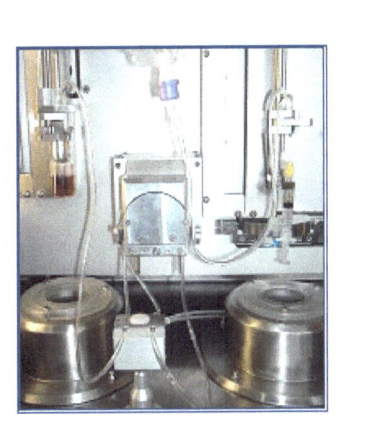

FIGURA 35

È doveroso ricordare che il locale di preparazione del radio farmaco è soggetto alla normativa sulle Radiofarmacie che impone una serie di sistemi atti a garantire la sterilità sia del locale, che non dovrà avere grandi dimensioni, sia del prodotto che dovrà essere iniettato. Anche in questa fase della progettazione è opportuno che Fisico e Progettisti conoscano la normativa e operino in sinergia.

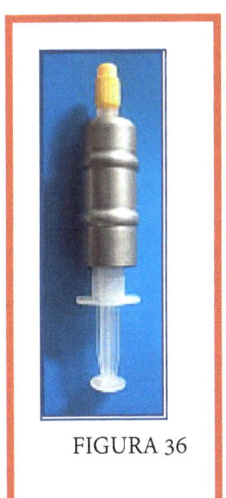

FIGURA 36

La siringa è dotata di una schermatura in tungsteno (fig 36) che limita abbastanza la dose all'operatore, tuttavia, il fatto inevitabile è che durante la fase di transito dell'attività da siringa a paziente l'operatore è esposto alle radiazioni e ad una distanza di circa 20-30 cm . In questo caso la dose assorbita dal medico risulta discretamente elevata.

Con un semplice calcolo, considerando un'attività iniettata di 5 mCi/paziente (185 MBq), una distanza di 30cm dalla vena del paziente, un tempo di iniezione di 20 sec. e un carico di lavoro di 9500 paz/anno la dose assorbita supera i 20 mSv. l'adozione di sistemi di schermatura, data l'energia in gioco (511 keV) risulta complicato e poco agevole. Cristalli schermanti dovrebbero avere uno spessore notevole e l'indice di rifrazione sarebbe tale da falsare la visione con la conseguente probabilità di errori durante l'iniezione. Unica soluzione al problema è quella di alternare più medici in questa fase.

farmacia devono essere dotati di bussole in depressione che non fanno entrare l'aria esterna.

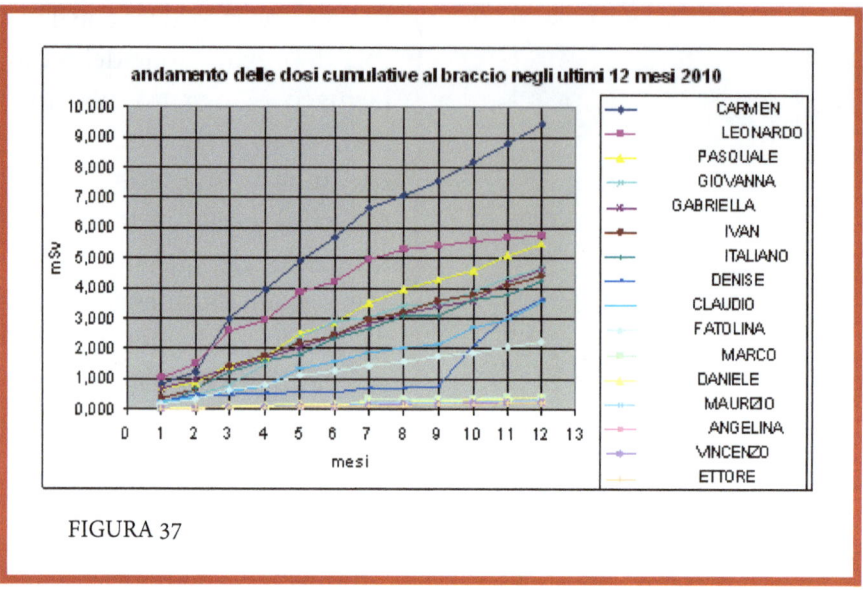

FIGURA 37

Nel Centro in questione ne sono stati impiegati inizialmente tre, quindi si è optato per una turnazione che ha visto coinvolti tutti i medici. Tuttavia anche con questa ripartizione la dose pro capite è risultata considerevole. Nel grafico di fig. 37 si possono vedere gli andamenti cumulativi che arrivano ad una dose massima di 9,5 mSv/a Poiché questa è la fase più critica in assoluto del processo è necessario che l'Espero Qualificato presti molta attenzione nella valutazione preventiva delle dosi assorbite dai singoli soggetti tenendo conto e sommando ogni singolo contributo di dose con una pianificazione estremamente accurata che tenga conto di ogni fase e facendo un'analisi realistica dei tempi di ogni operazione:tempo di iniezione, tempo per accompagnare il paziente dall'attesa calda alla sala PET, tempo per sistemare il paziente sul lettino, tempo per riportare il paziente nell'attesa calda alla fine dell'esame, tempi di transito nell'attesa calda, tempi per collocare il radio farmaco nel frazionatore, tempi per la sostituzione dei flaconi di radio farmaco, tempi di intervento per guasti/anomalie di funzionamento del frazionatore, ecc…

Dopo avere analizzato ogni procedura e calcolato le dosi in gioco si può procedere, quando possibile, ad un'ottimizzazione dei processi e comunque si devono adottare tutte le misure necessarie a mantenere il rispetto dei LMA (Limiti Massimi Annuali di Dose).

Gestione dei rifiuti solidi

I rifiuti solidi non occupano un grande volume. essi sono costituiti, per lo più, da siringhe, batuffoli di cotone, tubetti per flebo, carta bibula, ecc.. che vengono stoccati momentaneamente in porta rifiuti schermati con apertura a pedale. È conveniente che questi non siano di grandi dimensioni e che periodicamente, più volte durante la giornata, vengano conferiti in un apposito locale come ad esempio nel locale delle vasche immettendoli in un unico contenitore di maggiori dimensioni opportunamente etichettato e datato. Dopo 3 giorni (72 ore) l'attività specifica è scesa sotto la soglia di 1 Bq/g e possono essere smaltiti come rifiuti speciali.

Situazioni critiche da tenere presenti nella gestione di un centro PET

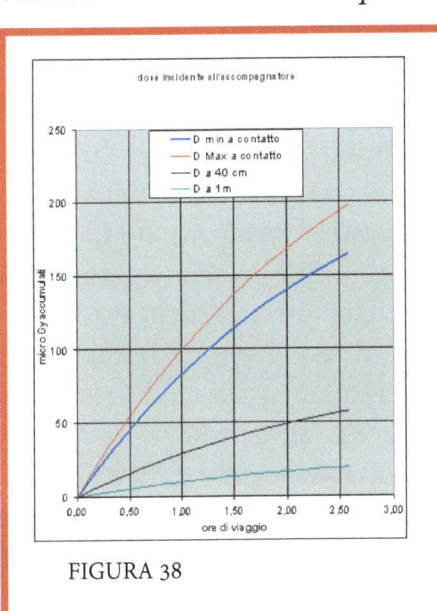

FIGURA 38

La gestione di un centro PET necessita di un'analisi previsionale di tutte i possibili scenari, sia per correggere le situazioni prima che assumano il carattere di criticità, sia per non farsi trovare impreparati al momento opportuno.

Poiché i centri PET non sono molti uno degli aspetti da considerare è quello dei pazienti che vengono portati in ambulanza da altri ospedali e in genere non ne viene portato uno solo, ma un certo numero ad ogni viaggio. L'ospedale da cui vengono è solitamente ad una certa distanza, quindi, il tempo di percorrenza può essere anche di alcune ore. Nei grafici di fig 38 sono riportati i valori di dose integrata rilasciati da una persona che, dopo avere effettuato l'esame, viene riportato all'ospedale di provenienza. Come si può notare, alla distanza di 1m, che corrisponde all'incirca alla cabina dell'ambulanziere è di circa 10 μGy/paziente per 1 ora di viaggio. Il calcolo può essere effettuato certamente in maniera più accurata, ma in ogni caso il valore di dose non supera la dose alla popolazione. In ogni caso, come sopra accennato, il problema non deve essere non preso in considerazione. Valutare un rischio significa innanzitutto esserne consapevoli, poi analizzarlo da un punto di vista quantitativo e infine darne una valutazione oggettiva. Omettere questa considerazione può portare a spiacevoli conseguenze di natura anche giuridica.

Un altro aspetto da considerare è dato dal fatto che, quando i pazienti giungono al Centro per l'esame PET, sono a digiuno. Dopo avere terminato l'esame è abbastanza logico pensare che si rechino al bar più vicino per fare colazione esiste quindi la possibilità che il personale dell'esercizio possa assorbire una certa dose di radiazioni. Anche in questo caso la procedura è la stessa: prendere atto del problema, quantizzarlo dal punto di vista radioprotezionistico ed infine trarne una valutazione sull'impatto sociale. Mentre nel caso precedente le variabili in gioco erano solo la distanza dall'ambulanziere e il numero di passeggeri, in questo caso le variabili sono molte di più e di difficile valutazione. A questo proposito siamo partiti con una considerazione di massima, cioè che tutti i pazienti si rechino al bar. In secondo luogo che la metà di essi consumi la colazione al banco e l'altra metà ai tavoli. In terzo luogo che solo il 50% dei pazienti si rechi nel bar più vicino mentre l'altra metà ne scelga uno più distante. Il tutto sotto la condizione vincolante di una verifica sperimentale sia delle condizioni geometriche di esposizione, sia della verifica sperimentale delle ipotesi di suddivisione percentuale.

Dal punto di vista matematico si è proceduto nel seguente modo:
$N_p = 5000$ (Pazienti/anno)

A_p =5 mCi=185MBq (Attivià somministrata al paziente)
Γ=1,88x10^{-4} mSv/h/MBq/m^2
λ= 0,346 (costante di decadimento)
T_E =1,5 (tempo esame; ore trascorse dalla somministrazione)
F_d= 0,3 (frazione di dose di radioisotopo dismessa prima dell'esame per minzione)

Il rateo di dose emesso dal singolo paziente alla distanza di x metri, dopo un tempo T_E dalla somministrazione è dato dalla relazione:

$$H= 1/x^2 * \Gamma * (1-F_d) * A_p * e^{\lambda * TE}$$

Nel caso specifico il rateo di dose del singolo paziente, emesso alla distanza di 1m, dopo l'esame, è di
H=0.0145 mSv/h/m
Pari a
H'= 0,000241 mSv/min/m

Si ipotizza che 5000 pazienti/a effettuino l'esame PET, quindi si rechino al Bar.
Di questi si ipotizza che 2500 sia in piedi vicino al bancone con una distanza media di 2m dal gestore e un tempo medio di permanenza 5' determinando la dose H_i , mentre i rimanenti 2500 siano seduti ai tavoli ad una distanza media di 4m e trascorrano un tempo medio di 10' determinando la dose H_s.
Sotto queste ipotesi la dose annua al Gestore risulta di:

$$H_{(i,s)} = H' * Pz/a * 1/x^2 * t$$

Dove:
Pz/a = pazienti/a che effettuano l'esame PET
    x = distanza media dal gestore
    t = tempo medio di permanenza
Quanto sopra, tradotto in termini numerici, fornisce le due relazioni:

H_i= 0.000241*2500*1/2² *5 = 0,75 mSv/a   erogata dai pazienti in piedi

H_s=0,000241* 2500*1/4² *10 = 0.38 mSv/a   erogata dai pazienti ai tavoli

Con una dose totale al generico Gestore data dalla somma delle due, pari a:

H_i+H_s=0,75+0,38 = 1,13 mSv/a

Finora è stata sviluppata l'ipotesi che tutti i pazienti decidano di andare al Bar.

Prove sperimentali sono state effettuate nel Bar più vicino sostando con scintillatore NaI(Tl) al fine di effettuare una stima reale per avere una conferma del dato ipotizzato. Le prove sono state effettuate per 3 giorni con una sosta di 4 ore ciascuna (dalle ore 9 alle ore 13). Durante queste prove si è rilevata la presenza di 2 pazienti iniettati con una sosta media di 4 minuti. Tale dato porta a stimare che solo il 2% dei pazienti si rechi al bar dopo l'esame, in conformità con le raccomandazioni fornite dal personale tecnico di recarsi subito a casa e di non avere contatti specie con persone sensibili.

Sotto questa ipotesi la dose al personale dell'Esercizio è di:

H_{tot}=1,13*2%=0,0226 mSv/a su 5000 pazienti che hanno effettuato l'esame PET

Considerando che il Limite Massimo Annuo (LMA) di dose alla Popolazione generato da radiazioni artificiali diverse da raggi cosmici e fondo ambientale, come stabilito dal D.Lgs 230/95, è di 1 mSv/a, la Dose al Gestore dovuta alla pratica è, in via analitica e sotto il vincolo delle ipotesi indicate, non superiore al 3% del LMA.

Come si può vedere dai calcoli e dalla verifica sperimentale l'esposizione sussiste, ma la sua entità è da considerarsi molto sotto i LMA. Come nel caso precedente era doveroso non trascurare il problema, ma affrontarlo con le dovute metodiche per giungere alla corretta valutazione dell'impatto di dose alla popolazione.

Conclusione

La progettazione di un sito PET, dal punto di vista radioprotezionistico, non è affatto semplice. Gli scenari da considerare sono molteplici e fortemente dipendenti dalle singole realtà, basti pensare alla logistica dell'approvvigionamento del radioisotopo nel contesto della collocazione del Centro dove il ritardo di un'ora determina un'attività ridotta del 70% oppure alla geometria del sito che implica schermature e costi che senza una debita razionalizzazione possono facilmente raddoppiare e, non ultima, la razionalizzazione dei percorsi, delle procedure operative, della formazione del personale, dei sistemi ausiliari come la collocazione delle vasche, delle canalizzazioni dell'aria e dei reflui e tantissime altre problematiche interlacciate fortemente tra loro e tal punto che la carenza di una può compromettere tutte le altre e tutta la l'attività del Centro.

Capitolo 3

Radioterapia

Sintesi

Ogni anno in Italia vengono trattati 120.000 nuovi pazienti in 150 centri dotati di acceleratori lineari. La radioterapia è il metodo di cura dei tumori più utilizzato in assoluto.

Esistono in Italia 8 centri di Tomoterapia, 4 centri di Gammaknife, 3 centri di Cyberknife.

Almeno il 25% delle apparecchiature installate devono essere sostituite in quanto, pur tenute in condizioni di sicurezza, non permettono gli aggiornamenti per adeguarsi alle più recenti modalità di irradiazione.

Si ritiene che del totale dei pazienti guariti da tumore il 28% lo deve alla radioterapia da sola e il 24% a terapie combinate che includono la radioterapia. I trattamenti radioterapici moderni sono associati a migliori risultati e a minore tossicità.

In particolare il rischio di secondi tumori indotti dalla radio- terapia esiste ma è minimo, è presente soprattutto nell'età infantile e comunque è in genere ampiamente compensato dai vantaggi della radioterapia stessa.

Cos'è la radioterapia

Un metodo di cura di malattie tumorali e infiammatorie mediante radiazioni.

Il modo più diffuso è colpire la malattia con le radiazioni prodotte da un acceleratore lineare, che raggiungono dall'esterno il bersaglio attraversando i tessuti del paziente.

Raggi X

Le radiazioni ionizzanti (i raggi X sono quelle più usate) danneggiano il DNA cioè la centrale di comando delle cellule tumorali.

Campo elettromagnetico

I raggi X sono onde che si diffondono associando un campo elettrico e uno magnetico ad esso perpendicolare trasferendo in tal modo energia nello spazio.

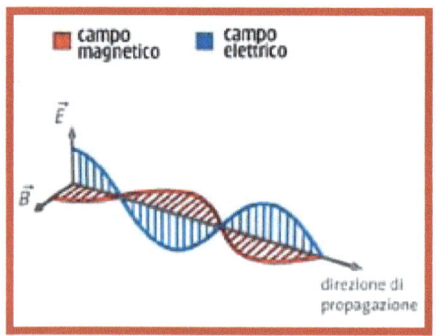

FIGURA 39
"Onda elettromagnetica associata ad un campo elettrico ed uno magnetico perpendicolari".

Siccome la loro lunghezza d'onda è particolarmente piccola la frequenza (cioè il numero di oscillazioni dell'onda nell'unità di tempo) è elevatissima. Per questo i raggi X trasportano con sé molta energia.

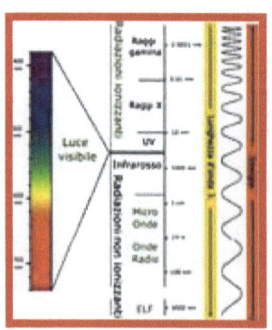

FIGURA 40
Spettro elettromagnetico.

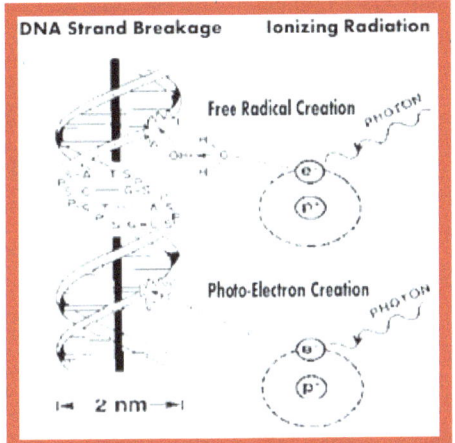

FIGURA 41
"Danno al DNA" diretto e indiretto mediante la formazione di radicali liberi da parte dei raggi X

Le cellule riparano il danno da radiazioni?

Le cellule riparano il DNA, ma quando la dose è alta nella maggior parte dei casi i meccanismi di riparazione sono saturati e la cellula finisce per morire direttamente (apoptosi) o dopo il tentativo di moltiplicarsi (morte mitotica).

Le cellule clonogene (la riserva strategica del tumore)

È importante riuscire a eliminare non solo le cellule che si stanno moltiplicando ma anche e soprattutto le cellule progenitrici (clonogene) da cui, una volta scomparsa la massa principale, può ricrescere il tumore. Durante lo spopolamento cellulare conseguente all'irradiazione o alla chemioterapia le cellule clonogene si moltiplicano, nel tentativo di resistere alla terapia.

Dosi curative e dosi palliative

La dose di radiazioni necessaria per eliminare definitivamente un tumore eliminandone anche l'ultima cellula è quindi in genere più alta di quella sufficiente a bloccarne la crescita o a farne scomparire la massa visibile.

Perché la radioterapia dopo la chirurgia?

È questo uno dei motivi per cui la radioterapia si associa alla chirurgia con la quale si divide i compiti: la chirurgia asporta la massa visibile e la radioterapia elimina la componente invisibile del tumore da cui il tumore spesso ricresce. Teoricamente è sufficiente una cellula clonogena sopravvivente per portare alla recidiva.

Non invasività

Uno dei vantaggi della radioterapia è la non invasività perché l'attraversamento dei tessuti non ha ostacolo, quale che sia la sede del bersaglio e non provoca alcun fastidio al momento dell'irradiazione.

Cosa succede ai tessuti sani

I problemi nascono quando la dose che si accumula intorno al bersaglio supera la tolleranza dei tessuti sani, poiché compaiono alcuni disturbi, gli effetti collaterali, nell'arco di pochi giorni o settimane (acuti) e dopo alcuni mesi (cronici) che danneggiano temporaneamente o definitivamente la funzione di tessuti e organi.

È possibile risparmiare i tessuti sani?

Per trarre benefici dalla radioterapia esterna è indispensabile mantenere una dose limitata intorno al bersaglio, pianificando e simulando accuratamente il trattamento, tale da comportare un basso rischio di danno.

Qual è la probabilità di danno?

La probabilità del danno, a parità di dose somministrata, dipende dalla radiosensibilità dei tessuti sani, però le conseguenze sulla funzione dell'organo dipenderanno in particolare dalla struttura dei tessuti.

Organi strutturati in schemi paralleli e seriali

Il rene, il polmone, il fegato ad esempio, sono costituiti da numerose piccolissime strutture elementari eguali e sostanzialmente indipendenti tra loro che lavorano "in parallelo" l'una rispetto all'altra. L'evidenza del danno da radioterapia dipenderà dal superamento di una percentuale di organo interessato dall'irradiazione e sarà importante la dose media somministrata all'organo stesso. Nel midollo spinale costituito invece da strutture connesse in modo da funzionare "in serie" una di seguito all'altra, come le fibre delle cellule nervose, il danno funzionale dipende dalla interruzione, anche in un solo punto, delle strutture e il rischio che ciò avvenga è proporzionale alla dose massima somministrata.

Di cosa si occupa

La Radioterapia è il metodo di cura dei tumori più utilizzato. Infatti, circa il 60% dei pazienti affetti da tumori è sottoposto, nell'ambito del percorso terapeutico, a trattamento radiante. Quasi tutti i tumori sono utilmente sottoposti a radioterapia sia pure con diversi gradi di risposta ottenibile a parità di dose. In particolare, per quanto riguarda proprio l'aspetto più importante dell'irradiazione, cioè l'effetto della irradiazione sul bersaglio tumorale, questo, a parità di dose somministrata dipenderà dal numero di cellule in grado di dare origine a nuove cellule (clonogene), presenti nel volume, dalla loro radiosensibilità, dal loro tasso di moltiplicazione, dalla velocità di riassorbimento delle cellule uccise dall'irradiazione.

Radioresponsività e radiosensibilità

Radioresponsività vuol dire capacità del tumore di ridursi rapidamente con la radioterapia, ed è un fatto non collegato alla possibilità di guarigione. Radiosensibilità è invece la possibilità di che un tumore sia eliminato definitivamente (eradicato) indipendentemente dalla sua velocità di risposta. Ci sono tumori lentamente radioresponsivi ma radiosensibili (carcinoma della prostata) e tumori in genere radioresponsivi ma non necessariamente definitivamente radio guaribili (microcitoma polmonare).

I moderni acceleratori lineari e il collimatore multilamellare (MLC)

Per ridurre la dose agli organi sani, aumentando contemporaneamente la dose al volume tumorale si conformano i campi d'irradiazione attraverso sistemi di collimazione pilotati elettronicamente disposti all'interno della testata degli acceleratori lineari (MultiLeaf Collimator o MLC), che assumono la forma del bersaglio a seconda dell'orientamento (punto di vista) dell'apparecchiatura.

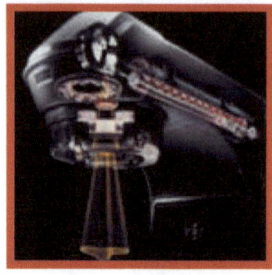

FIGURA 42
"Acceleratore lineare – Si osserva la guida d'onda acceleratrice di elettroni poi trasformati in raggi X che vengono utilizzati sotto forma di fascio conformato irregolare dal collimatore multilamellare"

La radioterapia conformazionale (3D-CRT)

È la metodologia nella quale il piano di cura è sviluppato sulla visualizzazione in 3 dimensioni dei bersagli su cui si modellano i campi e sulla rappresentazione sempre in 3D degli organi sani che vanno schermati o irradiati parzialmente ed è costituita dalle procedure seguenti.

• **Posizionamento ed immobilizzazione** – Una posizione confortevole del paziente e il suo mantenimento senza sforzo durante tutto il tempo della irradiazione è essenziale per limitare al minimo il margine di sicurezza necessario intorno al volume tumorale per mantenerlo sempre all'interno di quel volume effettivo, più ampio, che riceve la dose prescritta. Ciò si ottiene con sistemi di appoggio e immobilizzazione personalizzati, cioè costruiti su misura per il singolo paziente, e con sistemi standard più generali.

• **Acquisizione di immagini** – Le radiazioni sono oggi guidate sui bersagli individuati nel paziente mediante immagini. Le immagini più utilizzate sono quelle della Tomografia Computerizzata (TC) acquisite in posizione di trattamento. I motivi sono diversi. Innanzitutto le immagini TC sono geometricamente molto precise e poco soggette a

deformazioni. Inoltre le diverse densità dei tessuti sono rappresentate in forma di differenti numeri (i cosiddetti Numeri Hounsfield) in
quella sorta di tabelle tridimensionali che sono le matrici numeriche
che sono alla base delle immagini digitali tipiche di questa metodica.
Siccome le densità nelle immagini dei tessuti dipendono dalla densità degli elettroni (maggiore negli atomi più pesanti) dei tessuti stessi
e con l'aumentare della densità aumenta l'assorbimento dei raggi X,
l'immagine TC poiché "mappa delle densità dei tessuti" è il supporto ideale per il calcolo della distribuzione della dose di radiazioni
nel paziente, oggi realizzabile in pochi minuti mediante calcolatori
elettronici che impiegano procedure di calcolo (algoritmi) dedicati.
Altre modalità di immagini possono essere oggi utilizzate per la pianificazione radioterapica, anche se in modo non esclusivo e possono
soprattutto essere coregistrate (vale a dire fatte corrispondere perfettamente tra loro) e anche fuse con la TC a formare una nuova immagine che contiene informazioni provenienti dalle due originarie.

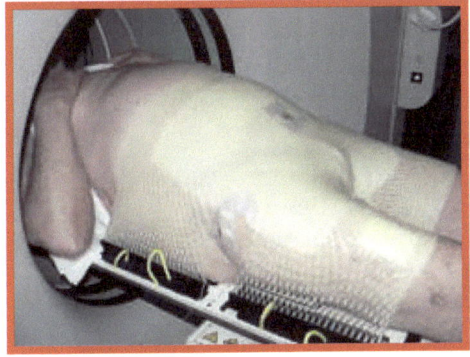

FIGURA 43
"Immobilizzazione e acquisizione
di immagini"

Le più utilizzate sono la Risonanza Magnetica (RM) per il suo eccellente contrasto tra i tessuti, anche se sensibile ad artefatti di deforma-
zione da disomogeneità del campo magnetico, e la Tomografia Computerizzata a emissione di Positroni (PET) che da informazioni sull'attività metabolica dei tessuti in modo specifico per ogni tipo di traccian-
te radioattivo. Vi è la possibilità tecnica di individuare all'interno di una
neoplasia la parte più attiva metabolicamente perché più in crescita,
come pure l'eventuale componente meno ossigenata, potenzialmente

più radioresistente. È questo un settore di attiva ricerca clinica per l'esigenza di modificare la distribuzione di dose in rapporto alla specifica aggressività o resistenza locale della malattia, nel singolo paziente.

• **Contornamento** – Sulle immagini acquisite in posizione di trattamento è possibile contornare elettronicamente il volume tumorale visibile macroscopicamente (Gross Tumor Volume – GTV), il volume che include un margine di sicurezza per l'infiltrazione microscopica (Clinical Target Volume – CTV), il volume ancora più ampio che include margini di sicurezza per il movimento degli organi e l'incertezza nel riposizionamento del paziente a ogni seduta di trattamento (Planning Target Volume – PTV). Senza questi margini se l'irradiazione fosse indirizzata e conformata esclusivamente sul CTV è certo che in alcuni momenti parte del bersaglio si troverebbe fuori dei campi di irradiazione con drastica riduzione delle possibilità di guarigione o di controllo tumorale per la conseguente caduta della dose totale somministrata ad una parte del tumore. Allo stesso tempo è necessario contornare gli organi sani che si ritiene di risparmiare dall'irradiazione aggiungendo eventualmente un margine che tenga conto dell'incertezza della loro posizione e movimento.

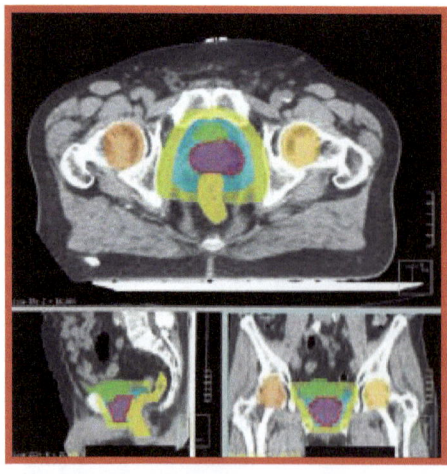

FIGURA 44
"Contornamento GTV (viola), CTV (azzurro), PTV (giallo/verde), retto (giallo), teste femorali (marrone), vescica (verde)"

• **Simulazione virtuale** – Una volta realizzato il contornamento dei bersagli si effettua una simulazione delle forma e della posizione dei fasci tale da ottenere una copertura adeguata del PTV, in modo da garantire che questo volume riceva la dose prescritta.

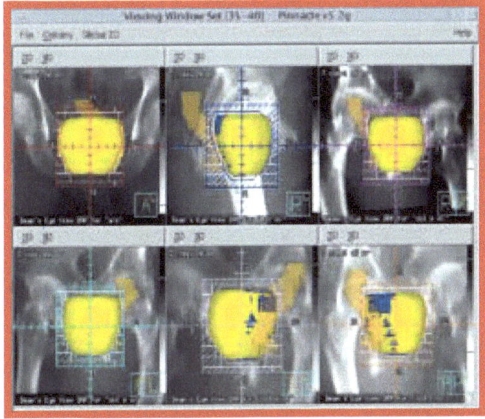

FIGURA 45
"Simulazione virtuale con Beam Eye View dei campi e della sagomatura del collimatore multilamellare"

Una volta ottenuto questo risultato si ottimizza il piano di cura cercando di ridurre per quanto possibile la dose agli organi sani. Ciò è possibile attraverso un processo di aggiustamenti progressivi (trial and error) con l'aiuto di grafici che mettono in rapporto percentuali di volume dei bersagli e degli

organi sani con le dosi ricevute (istogrammi dose-volume). Una volta approvato il piano di trattamento con la relativa distribuzione di dose questo viene trasferito al sistema di controllo dell'acceleratore e richiamato per il trattamento.

Il futuro della radioterapia già esiste: è la IGRT, Radioterapia guidata dalle immagini.

Il futuro prossimo è la diffusione di sistemi particolarmente sofisticati che permettano di verificare il posizionamento del paziente e degli organi interni al momento di ogni irradiazione. Sistemi di acquisizione di immagini radiologiche ortogonali: il controllo della corrispondenza di reperi ossei o impiantati viene utilizzato per una correzione in tempo reale del posizionamento del paziente. Cone Beam CT: la correzione in tempo reale può essere realizzata anche mediante immagini TC ottenute direttamente mediante rotazione di dispositivi presenti sull'acceleratore lineare (fasci e pannelli di

detettori) nelle quali i reperi sono rappresentati da strutture schele-
triche o direttamente dall'organo bersaglio (p. es. la prostata).

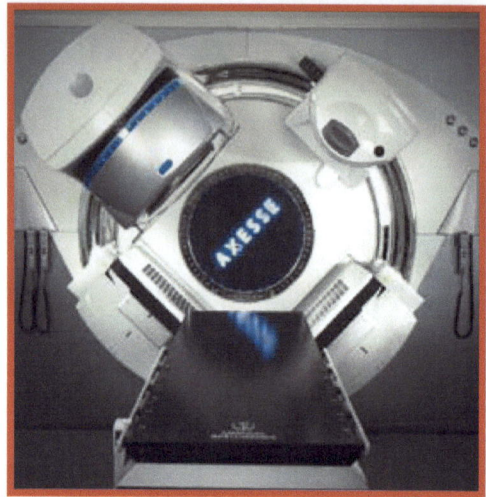

FIGURA 46 Acceleratore lineare dotato di sistema Cone Beam CT,
(Axesse, Elekta).

Sistemi ottici o ad ultrasuoni: è possibile p.es. il mantenimento
della corretta posizione del paziente mediante una immagine ottenuta dalla riflessione di migliaia di microfasci luminosi indirizzati
sulla superficie corporea.

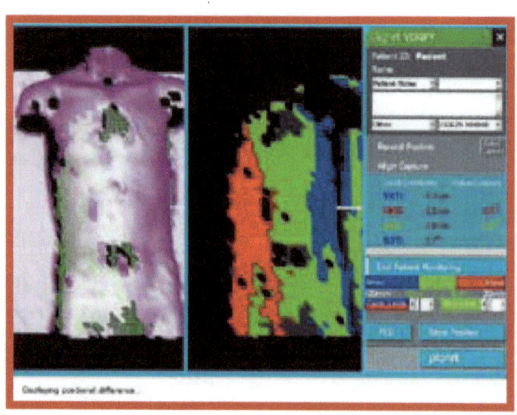

FIGURA 47
"Immagine ottenuta mediante
riflessione ottica dalla superficie
del paziente": (AlignRT™, Vision
RT™)

In caso di scostamento le differenze tra posizione effettiva del
paziente e posizione desiderata sono evidenziate da una scala di co-

lori corrispondente alle differenze riscontrate e si possono ottenere anche i valori di spostamento del lettino dell'acceleratore utili per la correzione dello scostamento.

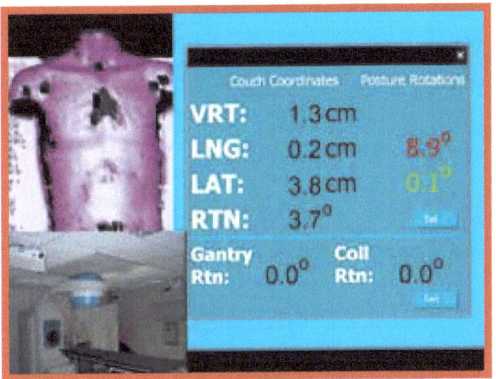

FIGURA 48
"Valori calcolati di scostamento lettino per correzione posizione paziente". (AlignRT™, Vision RT™)

Nel caso della irradiazione di tumori prostatici o mammari è invece possibile valutare la posizione del volume bersaglio direttamente mediante ultrasuoni. La sonda utilizzata per localizzare l'organo direttamente sul paziente in posizione di trattamento sul lettino dell'acceleratore viene riconosciuta nella sua posizione rispetto ad un sistema di riferimento tridimensionale.

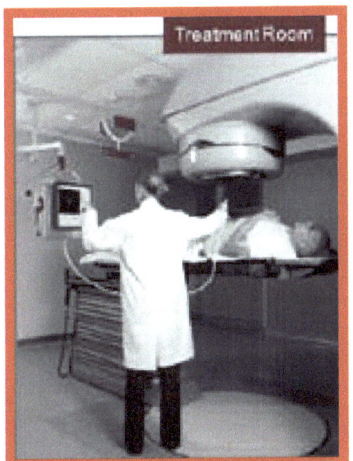

FIGURA 49
Impiego del sistema di localizzazione con ultrasuoni al lettino del paziente" (Resonant™)

Questo sistema di riferimento permette di sovrapporre le immagini ad ultrasuoni ottenute di volta in volta al lettino di trattamento con quelle della TC di pianificazione. Anche in questo caso si otterranno misure degli spostamenti del lettino utili a correggere le discrepanze di posizione, con il vantaggio di tener conto direttamente della posizione del bersaglio da irradiare e non indirettamente tramite la posizione del paziente.

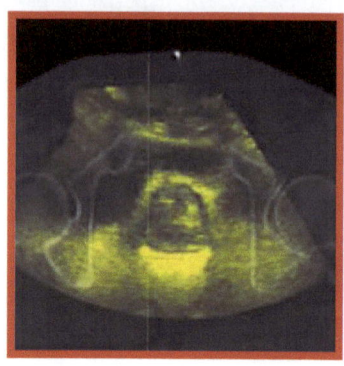

FIGURA 50
"Immagine di sovrapposizione (Coregistrazione) della l'immagine ad ultrasuoni della prostata con la TC di simulazione prima della irradiazione" (Resonant™)

Radioterapia a modulazione d'intensità (IMRT)

Razionale: la Radioterapia Conformazionale Tridimensionale (3D-CRT) ha permesso nella maggior parte delle sedi corporee di ridurre la quota di tessuto sano irradiato facendo sì che la differenza tra il volume effettivamente irradiato alla dose prescritta (Treated Volume o TV) e il volume che deve ricevere la dose prescritta (Planning Treatment Volume o PTV) sia ridotta al minimo possibile. Questa riduzione della differenza tra i due volumi, diminuendo la quantità di tessuti sani irradiati inutilmente ha, per prima cosa, reso più tollerabili su vasta scala i trattamenti radioterapici. In secondo luogo, la migliorata tolleranza ha permesso, in diverse neoplasie, di aumentare anche la dose somministrata al volume bersaglio (dose escalation), aumentando le percentuali di controllo tumorale.

Vi sono alcune situazioni però in cui i rapporti tra bersaglio ed organi sani impediscono di salire utilmente con le dosi in tecnica

3D-CRT, soprattutto quando un organo critico si trova in stretta vicinanza del volume bersaglio o addirittura all'interno di una concavità. Per questo motivo è stata sviluppata una modalità di irradiazione che concepita già alcuni decenni fa ha potuto essere realizzata in pratica solo negli ultimi anni grazie alle concomitanti applicazioni dei collimatori multilamellari e di sistemi di calcolo avanzati per piani di trattamento.

• **Intensità diversa in ogni punto** - In particolare questa modalità di irradiazione viene definita Radioterapia a Modulazione di Intensità (IMRT) in quanto una sua caratteristica fondamentale è quella di modificare l'intensità di irradiazione in ogni punto del fascio durante il trattamento.

• **Bersagli irregolari e concavi** - Ciò consente di adattare la distribuzione di dose in modo insuperabile a bersagli molto irregolari anche se concavi e adiacenti ad organi sani. La modulazione di intensità si realizza soprattutto mediante due modalità.

• **Step and shoot** - Vede la sovrapposizione di campi fissi di irradiazione ad intensità costante ma con forme di campo irregolari differenti che alla fine, sommandosi, comportano una disomogeneità delle dosi somministrate nel campo complessivo.

• **Sliding windows** - si basa sullo scorrimento con differenti velocità e ampiezza delle lamelle del collimatore multi lamellare, creando nell'ambito del campo complessivo picchi e valli di intensità di dose che rendono modo disomogenea l'intensità della dose erogata. Peraltro, l'altro aspetto fondamentale della IMRT è il rovesciamento del concetto di pianificazione.

• **Inverse planning** - Invece del sistema "trial and error" tipico della Radioterapia Conformazionale chiamato anche "forward planning", in cui il risultato desiderato si raggiunge dopo aver confrontato piani diversi alla ricerca, empirica, del miglior compromesso tra massima dose al PTV e minima dose agli Organi a rischio, in IMRT si adotta il sistema dell' "inverse planning". In tal modo il radioterapista oncologo stabilisce la dose desiderata al PTV e impone le dosi massime accettabili agli organi sani (i cosidetti "constraints"), dopo averle graduate in termini di importanza relativa (weighting). Quindi, il sistema di calcolo ottiene i profili di modulazione della intensità di dose dei campi con i quali si ottiene il risultato desiderato di distribuzione della dose o almeno quello che si avvicina di più a quanto richiesto. I profili di modulazione di dose vengono poi trasformati nei parametri necessari per pilotare l'irradiazione in termini di "step and shoot" o di "sliding windows" da parte dell'acceleratore lineare.

Per effettuare tale modalità di irradiazione è necessario avere dispositivi accessori dedicati sugli acceleratori oppure di acceleratori che vengono sviluppati appositamente per la IMRT.

Con l'obiettivo di aumentare il differenziale delle curve dose-risposta tra il tumore e gli organi a rischio, si è cercato di aumentare sempre più il numero di fasci elementari (beamlet – beam element) di cui è composto il fascio principale e il numero delle porte d'ingresso per raggiungere gradi di libertà sempre più alti, in modo da adattare la distribuzione di dose a lesioni con forme concave e/o molto complesse e generare gradienti di dose molto più ripidi.

Questi miglioramenti, sia nella possibilità di conformare la dose sia nell'aumento della dose somministrata, hanno portato alla realizzazione di nuovi sistemi per controllare il posizionamento del paziente e il movimento degli organi fra una seduta di trattamento e l'altra e durante la seduta stessa.

Sono stati sviluppati mezzi di immobilizzazione sempre più sofisticati e le tecniche di IGRT (Image Guided Radiotherapy).

Metodi tomoterapici

La Tomoterapia è un metodo di irradiazione che prevede una serie di irradiazioni mediante successive rotazioni dell'acceleratore lineare dotato di collimatore multilamellare con campi di pochi millimetri intorno al paziente. Se le rotazioni dell'acceleratore avvengono in successione e corrispondono ad altrettante posizioni fisse del lettino fino a comprendere l'intero volume di trattamento si parla di Tomoterapia seriale, se invece la rotazione è continua mentre il lettino compie uno spostamento longitudinale si parla di Tomoterapia elicoidale.

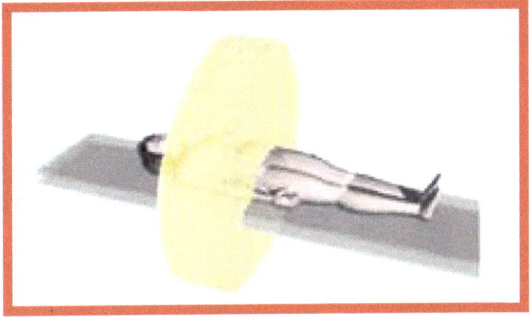

FIGURA 51
"Copertura del volume mediante rotazione del fascio elicoidale in Tomoterapia"

L'apparecchiatura di Tomoterapia incorpora oltre ad un acceleratore di 6MV rotante su gantry tipo TC anche un sistema di detettori per ottenere immagini tomografiche con lo stesso fascio dell'acceleratore ridotto a 3MV (Cone-Beam MV CT) con le quali si possono realizzare 2 attività:

1) Immagini dell'organo da irradiare (per es. la prostata) col paziente in posizione di trattamento, confronto con le analoghe immagini ottenute dal piano di trattamento e spostamento del lettino per correggere i disallineamenti prima di irradiare il paziente (IGRT).

2) Ricalcolo della distribuzione di dose effettiva ottenuta sull'anatomia del paziente al momento del trattamento e modifica del piano di cura per irradiare il PTV in rapporto alla forma e posizione effettiva del bersaglio se modificatosi nel tempo (Adaptive Radiotherapy).

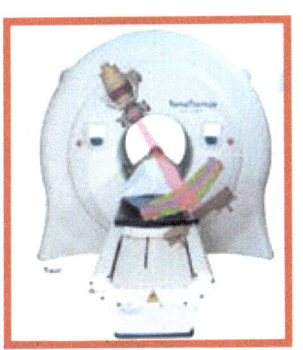

FIGURA 52
" Configurazione della apparecchiatura di tomoterapia elicoidale" (TomoTherapy® Hi-Art®)

IMRT volumetrica brevità della irradiazione e riduzione di dose

Modificare contemporaneamente sia l'intensità della irradiazione sia la velocità di rotazione del gantry dell'acceleratore insieme al movimento delle lamelle del MLC realizza un metodo di irradiazione avanzato di IMRT e IGRT definito RapidArc. Con questo metodo l'intera seduta di trattamento si compie in un'unica rotazione in un tempo inferiore a soli 2 minuti perché è l'intero volume bersaglio ad essere irradiato contemporaneamente in modulazione di intensità (IMRT Volumetrica). La precisione aumenta perché il paziente riesce a mantenere perfettamente la posizione nell'intera seduta. Si riduce la quantità di radiazioni emessa dall'acceleratore per ottenere la dose desiderata sul paziente.

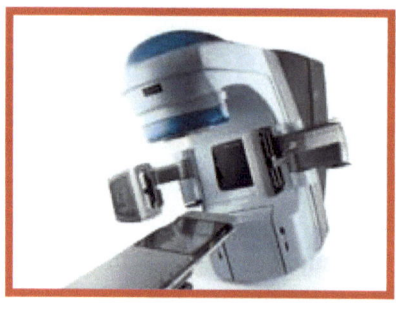

FIGURA 53
"Acceleratore "Trilogy" per IGRT e irradiazione IMRT volumetrica con RapidArc™ – (VarianMedical Systems) – Si osserva il sistema Cone-Beam CT per IGRT con l'asse tubo-rivelatori disposto perpendicolarmente rispetto all'asse del fascio di irradiazione"

È possibile realizzare tale metodica anche mediante sistemi di collimazione microlamellare, con lamelle che hanno dimensioni di soli 2,5 mm, e con i quali si può realizzare in modo ottimale la metodica RapidArc coniugata a tecniche di tipo radiochirurgico e stereotassico frazionate. In tal modo è possibile effettuare su tale apparecchiatura tutte le tecniche dalle più diffuse in 3D-CRT, alla IMRT volumetrica, alla radioterapia e radiochirurgia sterotassica conformazionali.

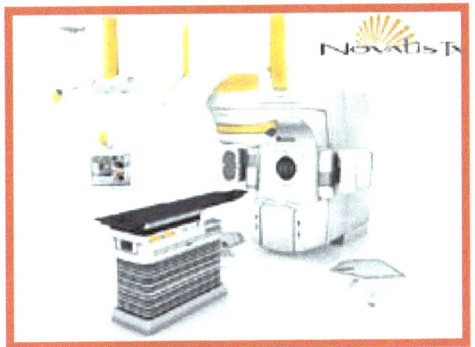

FIGURA 54
"Acceleratore per IGRT e IMRT volumetrica RapidArc™ e Radiochirurgia,
Radioterapia stereotassica conformazionale – È visibile oltre al Cone-Beam CT integrato nel gantry anche un
secondo sistema IGRT ad immagini
radiologiche ortogonali con detettori a
soffitto, ed un terzo sistema con dettori
della posizione paziente a raggi infra-
rossi (ExacTrac®), (BrainLABe Varian Medical Systems)"

La radiochirurgia e la radioterapia stereotassica

La localizzazione del volume bersaglio può essere portata a livelli massimi con precisioni millimetriche quando vengono impiegati
sistemi di immobilizzazione e controllo del posizionamento paziente dotati di reperi esterni (il cosiddetto casco stereotassico) che
vengono utilizzati tramite le immagini TC e RM come riferimento per la posizione delle lesioni interne al paziente stesso. Risultati
analoghi sono oggi raggiungibili in alcuni casi mediante i sistemi
di immagine non invasivi della IGRT per cui è più praticabile il
percorso di portare anche in sede extracraniale l'impiego di questa tecnica. Quando l'irradiazione con localizzazione stereotassica
avviene in una sola frazione si parla di Radiochirurgia mentre se
il trattamento avviene in più frazioni, ed è quindi indispensabile
un sistema di localizzazione non invasivo riposizionabile, allora
si parla di Radioterapia Stereotassica Frazionata. Tecniche di tipo
stereotassico sono realizzate mediante acceleratori convenzionali
dotati di accessori (coni o collimatori multi lamellari) aggiunti al
momento del trattamento o con apparecchiature dedicate come il
Novalis TX che peraltro può svolgere anche un ampia gamma di
trattamenti con IMRT volumetrica (RapidArc) o 3D-CRT. Apparecchiatura in grado di effettuare solo trattamenti radiochirurgici è
il Gamma Knife dotato di numerose sorgenti miniaturizzate di Co-
balto-60 che concentrano i loro minifasci sul bersaglio. La qualità

meccanica dell'apparecchiatura è eccellente ma l'impiego è elettivo
per la sua configurazione per le sedi intracraniche.

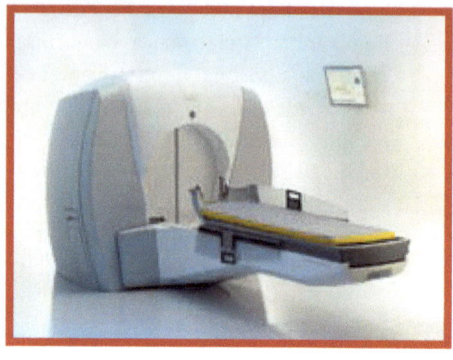

FIGURA 55
Gammaknife Perfexion (Elekta)

Il CyberKnife è invece un acceleratore lineare compatto montato su un braccio robotizzato che ne permette il posizionamento nei confronti del paziente dalle angolazioni più varie e il possibile impiego su bersagli non solo anche extracraniali ma anche in movimento che il CyberKnife è in grado di seguire grazie al braccio robotizzato. Limite dell'apparecchiatura è la dimensione dei volumi irradiabili che non possono superare alcuni centimetri per le dimensioni del sistema di collimazione. Vantaggiosa è la non invasività del controllo posizionamento del paziente basato non su caschi stereotassici ma su sistemi di IGRT non invasivi con tubi radiogeni a fasci incrociati.

L'adroterapia: nuove opportunità di cura, nuove sfide da affrontare

Introduzione

L'adroterapia (*particle beam radiotherapy*) si colloca nell'ambito della moderna radioterapia, che ha vissuto negli ultimi 10-15 anni uno sviluppo tecnologico impressionante, sia a livello di realizzazione di acceleratori lineari altamente sofisticati e dedicati, corredati da sistemi di collimazione del fascio e *image guidance* molto avanzati, sia per quanto riguarda i software impiegati per il calcolo dei piani di trattamento. Le nuove tecnologie, introdotte in radioterapia con lo scopo di migliorare l'*outcome* clinico dei trattamenti (inteso come controllo locale, sopravvivenza, qualità di vita) mediante l'erogazione di distribuzioni di dose altamente conformate ai volumi bersaglio, hanno notevolmente alzato il livello di complessità dei trattamenti, rendendoli d'altra parte più sensibili alle varie fonti d'incertezza e vulnerabili al rischio di esposizioni accidentali a carico dei pazienti, così da imporre nuove strategie in termini di assicurazione della qualità e mitigazione del rischio stesso.

In questo capitolo verranno presentati i principali aspetti tecnici e dosimetrici legati all'adroterapia, illustrandone le potenzialità, insieme alle criticità da affrontare e alle prospettive future.

L'adroterapia: cenni storici

L'adroterapia nel panorama mondiale di per sé non costituisce certamente una metodica di recente introduzione: l'impiego in ambito clinico di particelle cariche pesanti, tra le quali i protoni sono quelli di uso più frequente, risale infatti addirittura agli anni '50. Il primo paziente è stato trattato negli USA, a Berkeley, nel 1954 con fasci di protoni prodotti da un ciclotrone, mentre in Europa la protonterapia ha avuto inizio nel 1957, presso l'Università di Uppsala, in Svezia. Mentre per alcune decadi i trattamenti con protoni sono stati effettuati in sale di trattamento annesse a laboratori di fisica nucleare, nel 1990 è stato inaugurato il primo centro ospedaliero a livello mondiale, il Loma Linda Medical Center.

Ad oggi nel mondo sono stati trattati più di novantamila pazienti con protoni ed il numero di centri di protonterapia sta crescendo molto rapidamente (dati tratti dal sito web del PTCOG, Particle Therapy Co-Operative Group, http://ptcog.web.psi.ch/)!

Sempre a Berkeley, tra il 1957 e il 1992, sono stati poi trattati oltre duemila pazienti con altre specie ioniche, in particolare ioni elio, carbonio e neon, mentre le esperienze cliniche condotte in Europa e USA con neutroni veloci intorno agli anni '70 ed '80 hanno fornito risultati deludenti, in termini di effetti collaterali inaccettabili dovuti alla scarsissima conformazione della dose, e sono state dunque presto sospese.

Accanto all'esperienza consolidata di impiego clinico dei fasci di protoni, che costituiscono un tipo di radiazioni a basso LET e hanno un valore di RBE (assunto pari a 1,1) abbastanza simile a quello dei fotoni, la specie ionica attualmente considerata globalmente più vantaggiosa a scopo terapeutico, dal punto di vista sia fisico che radiobiologico, è rappresentata dagli ioni carbonio, radiazioni ad alto LET. Le esperienze cliniche più significative in merito si riferiscono principalmente a due Istituti: il centro di ricerche nucleari GSI (Darmstadt, Germania), il cui *know-how* è stato poi trasferito nel 2009 al centro ospedaliero HIT di Heidelberg (Germania) e soprattutto il NIRS di Chiba (Giappone), nei quali sono stati sinora trattati oltre diecimila pazienti. Attualmente, i centri di radioterapia con ioni carbonio operativi nel mondo sono solamente 6, di cui tre in Giappone, due in Europa (incluso il CNAO) e uno in Cina (fonte: sito web PTCOG).

Perché protoni e ioni carbonio? Opportunità e criticità

Come già riportato, l'impiego delle tecniche di trattamento più avanzate oggi disponibili nella radioterapia moderna "convenzionale", cioè con fasci di fotoni, con particolare riferimento all'IMRT nelle sue varie forme (a campi fissi, VMAT, tomoterapia) e alla radioterapia stereotassica, permette di ottenere distribuzioni di dose che già si conformano in maniera molto accurata rispetto al/ai PTV e che risultano dunque difficilmente migliorabili: in quest'ottica, qual è allora il beneficio che ci si può attendere dalle particelle cariche pesanti?

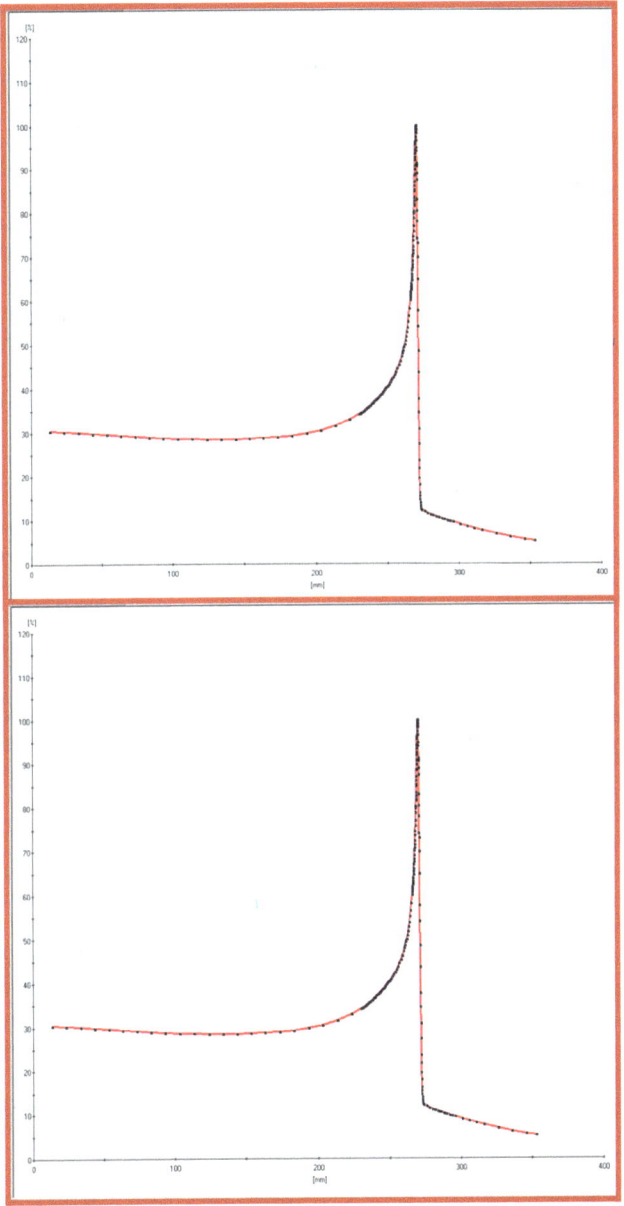

FIGURA 56. Esempio di picchi di Bragg misurati in acqua col sistema Peakfinder per fasci di protoni (a) e ioni carbonio (b) prodotti dal sincrotrone CNAO; nel secondo caso, si apprezza a fine range la coda di frammentazione nucleare.

Come noto, la differenza fondamentale tra fotoni e protoni o ioni carbonio consiste nella diversa modalità di deposizione dell'energia nei tessuti: osservando una tipica curva di dose in profondità (o picco di Bragg, figura 56), si può apprezzare immediatamente la caratteristica degli adroni di avere un range finito, il cui valore, per un certo materiale, dipende dalla loro energia. Combinando opportunamente diverse energie, in base allo spessore e alla profondità del tumore, si ottiene il cosiddetto picco di Bragg allargato (o spread-out-Bragg peak, SOBP), impiegato nel trattamento dei pazienti per irraggiare uniformemente il volume bersaglio.

Le proprietà fisiche intrinseche degli adroni consentono di "scolpire" un'ottima distribuzione di dose 3-D con un numero estremamente limitato di campi di trattamento (tipicamente pari a 2-3), col risultato di depositare nel paziente un'energia notevolmente minore di quanto avvenga con fotoni, cioè con un risparmio importante di dose integrale erogata al paziente medesimo. A parità di copertura dosimetrica del tumore, rispetto all'IMRT potenzialmente l'adroterapia garantisce un maggior risparmio di dose a carico degli organi a rischio e ai tessuti sani posti nelle vicinanze del tumore, quindi un minor rischio di effetti collaterali a breve e lungo termine e un'aspettativa di qualità di vita migliore per i pazienti a lunga sopravvivenza. Per questo motivo, la protonterapia può giocare un ruolo importante in particolare nel trattamento dei pazienti pediatrici.

Dunque, il beneficio atteso riguarda principalmente le regioni limitrofe al tumore, irradiate a dosi medio-basse.

In aggiunta all'alta selettività balistica che hanno in comune con i protoni, gli ioni carbonio offrono poi un importantissimo vantaggio rispetto ai fotoni e agli stessi protoni, dal punto di vista dell'efficacia radiobiologica. Essi rappresentano radiazioni ad altissima densità di ionizzazione e il loro RBE aumenta progressivamente con la profondità, raggiungendo il massimo alla fine del range, proprio dove depositano gran parte della dose fisica e dove giace il volume bersaglio. Localmente si possono raggiungere valori di RBE sino a 2-3,5, in funzione di parecchi fattori che devono essere adeguatamente modellizzati in fase di pianificazione del trattamento. Il principale vantaggio clinico nell'impiego degli ioni carbonio risiede dunque nell'alto rapporto tra l'RBE al picco e quello nel plateau, con una coda di frammentazione nucleare nella distribuzione di dose fisica (a fine range), seppure indesiderata, comunque relativamente modesta (rispetto per esempio a quanto accade invece con ioni neon). L'esistenza di tale differenziazione di effetti biologici tra tessuti tumorali e sani, a favore di questi ultimi, comporta un indubbio beneficio terapeutico, a cui si sommano altri vantaggi come minor capacità di riparazione cellulare dai danni provocati dalle radiazioni, riduzione dell'effetto ossigeno e minor dipendenza della radiosensibilità dal ciclo cellulare. L'uso degli ioni carbonio è quindi particolarmente indicato nel trattamento di tumori radioresistenti alle radiazioni a basso LET e ben si presta a regimi di ipofrazionamento in quasi tutti i tipi di tumori, con tassi di tossicità contenuti, come dimostra la vasta esperienza clinica sin qui accumulata al NIRS di Chiba, oltre che al GSI.

Nella prospettiva del *dose-painting*, l'impiego di fasci di ioni carbonio potenzialmente consente poi un ulteriore passo in avanti, consistente nell'ottimizzazione simultanea di dose e LET (il cosiddetto *dose-LET-painting*), mediante combinazione di radiazioni a basso ed alto LET (protoni e ioni carbonio), al fine di aumentare la probabilità di controllo locale del tumore, mitigando l'impatto dell'ipossia tumorale.

A fronte degli innegabili vantaggi sopra riportati, l'uso terapeutico dei fasci di adroni ha ancora in sé aspetti controversi e limitazioni di cui occorre tener conto e su cui la comunità scientifica sta lavorando per proporre adeguate contromisure che risultino praticabili nella routine clinica.

In particolare, il vantaggio di avere un range finito costituisce, come rovescio della medaglia, la principale fonte di incertezza in adroterapia, che può avere un impatto devastante in termini di alterazione della distribuzione della dose effettivamente erogata al paziente, se non tenuta adeguatamente in considerazione, specialmente nelle fasi di pianificazione ed esecuzione del trattamento. L'incertezza nel range delle particelle, per esempio, fa sì che,

mentre in radioterapia con fasci di fotoni è sufficiente verificare
in sala di trattamento il corretto allineamento del target (o di un
suo surrogato) ed eventualmente applicare al set-up del paziente
il vettore di correzione determinato, con fasci di adroni è altret-
tanto indispensabile che l'anatomia circostante rimanga inaltera-
ta rispetto alle condizioni nominali (TC di pianificazione), per
evitare distorsioni rispetto alla distribuzione di dose pianificata.
Occorre notare come, in base alla posizione del bersaglio e degli
organi critici rispetto alla direzione dei fasci, una variazione di
range anche di pochi millimetri può condizionare l'esito del trattamento. Per tale motivo, nella scelta della direzione dei campi
di trattamento si cerca di evitare la condizione per cui il fascio si
fermi proprio di fronte ad un organo critico (cioè che un organico
critico si trovi distalmente al tumore rispetto alla direzione del
fascio). Gli stessi margini di sicurezza, abitualmente impiegati in
radioterapia con fotoni, in adroterapia non in tutti i casi rappresentano una contromisura sufficiente, come dimostrato da Alber-
tini F. e coll. in un recente lavoro.

La sensibilità dei piani di trattamento con fasci di particelle alle
incertezze di range, cioè la loro robustezza, dipende da molti fattori,
tra cui in particolare la strategia di ottimizzazione inversa adottata
(Intensity Modulation Particle therapy o IMPT, Single Field Uni-
form Dose o SFUD, Distal Edge Tracking o DET). Ai fini della sicurezza del paziente, è importante procedere a valutazioni almeno
qualitative della robustezza di un piano di trattamento, ma gli sforzi
della comunità scientifica tendono a sviluppare metodi quantitativi
o addirittura ad incorporare la robustezza nei criteri stessi di ottimizzazione dei piani.

Dal punto di vista dell'analisi di robustezza dei piani di trattamento, un ruolo sempre più importante è anche rivestito dalle simulazioni con codici Monte Carlo.

Una modalità molto promettente di verifica non invasiva dell'accuratezza delle distribuzioni di dose effettivamente erogate al paziente in tempo reale o quasi, attualmente in fase di sviluppo e

validazione clinica, è rappresentata dal monitoraggio *in vivo* del trattamento mediante PET (con tecniche di tipo *in-beam, in-room* o *off-line*) oppure mediante la rivelazione in prossimità del paziente dei raggi gamma "prompt" emessi immediatamente a seguito dell'interazione del fascio primario con i nuclei dei tessuti del paziente attraversati. Nel primo caso, si sfrutta invece la radioattività beta + (con particolare riferimento ai seguenti radioisotopi a brevissimo tempo di dimezzamento: ^{11}C, ^{15}O e ^{19}Ne) sempre prodotta dall'interazione del fascio con i tessuti: poiché però la distribuzione di radioattività misurata con metodica PET non è direttamente confrontabile con quella di dose calcolata dal TPS, la procedura prevede di confrontare la distribuzione misurata con quella attesa, precedentemente calcolata mediante simulazione Monte Carlo.

L'elevata sensibilità dei trattamenti adroterapici alle incertezze di range, già discussa, rende infine ancor più urgente di quanto già non valga per la radioterapia convenzionale l'implementazione clinica di strategie adattive (*adaptive radiotherapy*), basate sull'impiego di *imaging* volumetrico preferibilmente disponibile in sala di trattamento (*cone-beam CT* o *CT in-room*), al fine di rilevare periodicamente eventuali variazioni anatomiche del paziente durante il corso di trattamento e valutare l'opportunità o meno di procedere a ri-pianificazione del trattamento. La futura disponibilità clinica di tecniche di radiografia con fasci di protoni di altissima energia e della CT con protoni rappresenterà sicuramente un passo in avanti proprio in quest'ottica adattiva.

Modalità di distribuzione della dose: sistemi passivi e attivi

Sin dagli anni '50, il ciclotrone costituisce la macchina acceleratrice comunemente impiegata per la produzione di fasci di protoni di alta energia per scopi medici. Di dimensioni piuttosto compatte, il ciclotrone genera fasci continui di energia fissa, tipicamente sino a 250 MeV circa. Per l'accelerazione di fasci di ioni carbonio (o altre specie ioniche) impiegabili nel trattamento di tumori profondi, serve invece una macchina più potente, complessa e di dimensioni molto maggiori, rappresentata dal sincrotrone. Esso è in grado di generare fasci "pulsati" di energia selezionabile in maniera molto accurata entro un determinato intervallo: anche se in maniera lenta (nell'ordine del secondo), è cioè possibile variare l'energia dei fasci ad ogni ciclo di estrazione, senza bisogno di inserire dispositivi passivi (detti *range shifter*) lungo la linea dei fasci.

I trattamenti adroterapici possono essere erogati in tre modi diversi: (i) con tecnica passiva (*passive scattering*) o attiva, (ii) a scansione (*scanning*) uniforme o (iii) di cosiddetto tipo *pencil-beam* (PBS).

La tecnica passiva rappresenta la modalità più comunemente utilizzata nel passato ed ancora oggi, anche se vi è la tendenza ad abbandonarla progressivamente a favore di quella attiva, per i motivi sotto riportati. Essa prevede l'allargamento del fascio nel piano trasversale mediante diffusori, spesso accoppiati, mentre la modulazione di energia necessaria per ottenere l'SOBP è ottenuta tramite appositi dispositivi, come i modulatori rotanti. Lungo la linea del fascio vengono infine posti anche sistemi personalizzati, che devono cioè essere costruiti per ogni paziente, come i compensatori, per conformare distalmente la distribuzione di dose rispetto al tumore, e un eventuale collimatore finale. In tale modalità, l'intero campo viene erogato pressoché istantaneamente e sono ottenibili variazioni di energia molto rapidamente.

Lo scanning uniforme è invece una via di mezzo tra la metodica puramente passiva e quella tecnologicamente più avanzata, il PBS, che offre la maggior flessibilità in termini di conformazione delle distribuzioni di dose, a fronte di un maggior grado di complessità del trattamento. Nelle tecniche a scansione, il fascio elementare (*pencil beam*) viene deflesso trasversalmente in maniera rapidissima da una coppia di dipoli magnetici, detti appunto magneti di scansione. La scansione può essere effettuata con spegnimento rapido del fascio tra spot successivi (*spot scanning*, come avviene presso il PSI di Villingen, in Svizzera) oppure in maniera continua (*raster scanning*, stile GSI di Darmstadt, in Germania).

L'enorme flessibilità di tale tecnica risiede nella possibilità, in linea di principio, di erogare un numero qualsiasi di particelle in ciascuno *spot*, ottenendo dunque fluenze anche molto disuniformi. Ovviamente, le dimensioni del fascio giocano un ruolo importante, sfavorendo i protoni di energia inferiore rispetto invece a quelli di energia più alta o agli ioni carbonio, di sezioni molto contenute (tipicamente, pochi millimetri di larghezza a metà altezza, in aria e all'isocentro).

Un altro vantaggio rilevante offerto dalla modalità attiva risiede nella contaminazione del fascio, che risulta molto più contenuta rispetto a quanto avviene per lo scattering passivo, con un beneficio significativo in termini di riduzione della dose indesiderata al paziente da radiazione secondaria (neutroni, in particolare), quindi del rischio di insorgenza di tumori secondari.

I trattamenti con fasci di particelle risultano in generale molto critici in presenza di movimento d'organo, come avviene per esempio nell'irradiazione dei tumori polmonari o epatici, per effetto della loro elevata sensibilità alle variazioni di range; nel caso poi dei fasci a scansione, trattandosi di trattamenti di tipo dinamico, il problema è ulteriormente amplificato dal cosiddetto effetto di *interplay* tra l'erogazione dinamica della dose e l'atto respiratorio del paziente, con conseguente deterioramento della distribuzione di dose al paziente rispetto a quella pianificata. Ciò impone dunque l'applicazione di complesse strategie di mitigazione e compensazione degli effetti legati al movimento, attraverso l'impiego, magari combinato, di tecniche quali il *gating* respiratorio o il *breath-hold*, il *rescanning*, la pianificazione robusta, sino addirittura al *tracking on-line* in direzione sia trasversale che longitudinale rispetto alla direzione dei fasci.

Caratterizzazione dosimetrica e Quality Assurance dei fasci a scansione di particelle cariche pesanti: l'esperienza del CNAO

La Fondazione CNAO, istituita nel 2001 dal Prof. U. Veronesi, Ministro della Salute in quel periodo, costituisce il primo esempio in Italia di centro ospedaliero di adroterapia, in regime ambulatoriale (cioè senza dotazione di posti-letto). La Fondazione ha il duplice scopo di trattare pazienti oncologici con fasci di particelle cariche pesanti di alta energia e di condurre con tali fasci programmi di ricerca applicata e sviluppo in campo clinico, radiobiologico e fisico-dosimetrico.

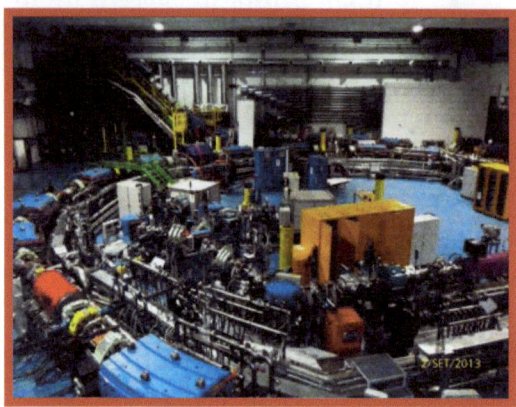

FIGURA 57. Interno della sala sincrotrone del CNAO, durante un intervento di manutenzione.

Il CNAO si avvale di un sincrotrone (figura 57) di circonferenza pari a circa 80 metri (circa 22 metri di diametro), attualmente in grado di accelerare protoni e ioni carbonio quasi monoenergetici in un intervallo di energia pari rispettivamente a 60-250 e 120-400 MeV/u, corrispondenti a profondità del picco di Bragg in acqua comprese tra 3 e oltre 30 cm (27 cm per gli ioni carbonio), con uno step di 2 mm. In futuro, cambiando il gas nelle sorgenti di bassa energia, sarà possibile accelerare anche altre specie ioniche (ioni elio ed ossigeno, per esempio). La modalità di distribuzione della dose è esclusivamente di tipo 3-D attivo (*pencil beam scanning*, con variazione attiva anche dell'energia, possibile ad ogni ciclo di estrazione del fascio, cioè ogni 4-5 secondi circa). Gli unici elementi passivi previsti lungo la linea sono costituiti dal *range shifter*, impiegato per il trattamento di tumori con estensione anche superficiale, e dal *ripple filter*, usato per l'allargamento del picco di Bragg originale. L'irraggiamento del volume tumorale avviene mediante una successione di irraggiamenti di *slice* iso-energetiche, a partire da quella prossimale (cioè di energia inferiore).

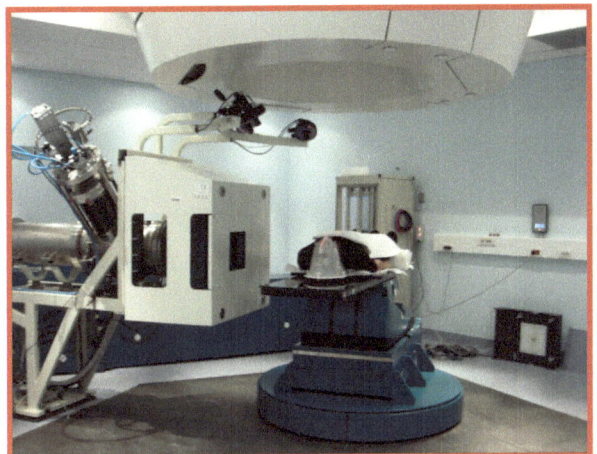

FIGURA 58. Interno di una delle tre sale di trattamento del CNAO, durante il trattamento di un paziente. Al di sopra del paziente è visibile il sistema di imaging stereoscopico a raggi x (patient verification system, PVS) per la verifica del set-up del paziente.

Il Centro dispone di tre sale di trattamento (figura 58) con linee di fascio fisse (una linea orizzontale in ogni sala, con l'aggiunta di una linea verticale nella sala centrale), mentre sono in fase di progettazione una quarta sala che verrà dedicata agli esperimenti e un sistema di gantry per ioni carbonio innovativo. Ogni sala di trattamento dispone di un sistema molto accurato, a 6 gradi di libertà, per il posizionamento del paziente e di uno a raggi x per la verifica quotidiana del set-up del paziente, oltre che di una sala esterna di pre-posizionamento del paziente, con trasporto di quest'ultimo nella sala di trattamento (già immobilizzato su tavolo in fibra di carbonio o su sedia) mediante un sistema dedicato. Come sistema elettronico di gestione della cartella clinica del paziente e *record-verify* dei trattamenti viene utilizzato il sistema commerciale Elekta Mosaiq (vers. 2.50).

L'aspetto forse più avvincente nel progetto che riguarda l'Alta Tecnologia del CNAO (sincrotrone nel suo complesso, linee di estrazione dei fasci, sistemi di controllo, di sicurezza, di distribuzione e monitoraggio dosimetrico della dose, allestimento delle sale di trattamento) consiste nel fatto che non si è trattato di una fornitura affidata "chiavi in mano" ad una Ditta esterna, ma di una realizzazione "ad hoc" compiuta grazie al contributo ben coordinato di personale interno ad alta specializzazione, Università ed Istituzioni scientifiche italiane ed estere (come INFN, CERN e GSI), industria (oltre 400 ditte coinvolte).

In generale, il CNAO sta trattando pazienti in regime di sperimentazione clinica, in base ad una ventina di protocolli di ricerca, ciascuno preventivamente autorizzato dal Comitato Etico e dal Ministero della Salute. Recentemente, nel luglio 2013, il centro ha ricevuto la marcatura CE del dispositivo medico (sincrotrone e tutti i sistemi ad esso connessi) dall'Istituto Superiore di Sanità (ISS) per il primo protocollo clinico chiuso, relativo al trattamento di pazienti affetti da cordoma o condrosarcoma della base cranica con fasci di protoni.

La caratterizzazione fisico-dosimetrica dei fasci a scansione del CNAO e il successivo commissioning di base del TPS utilizzato per la pianificazione dei trattamenti (Siemens Syngo RT Planning, vers. VC10) sono stati effettuati mediante sia acquisizioni sperimentali in fantoccio, sia simulazioni Monte Carlo (codice FLUKA). In sintesi, come primo aspetto dosimetrico sono state misure le distribuzioni di dose in profondità integrate lateralmente (due esempi sono riportati in figura 56), per ciascun *pencil beam* mono-energetico, mediante il sistema dedicato PTW Peakfinder ad alta risoluzione spaziale, costituito da una doppia colonna sigillata e motorizzata d'acqua e da una coppia di camere a ionizzazione piatte ad ampia superficie (*Bragg Peak chambers*). Successivamente, sono stati acquisiti i profili trasversali dei fasci al variare della loro energia, a diverse distanze dal cosiddetto *nozzle* (cioè il terminale della linea di trattamento) e profondità in acqua, principalmente mediante pellicole radiocromiche (ISP EBT2-3) tarate in termini di dose assorbita in acqua. Sono state poi determinate le curve di conversione delle Unità Hounsfield in *stopping power* relativo all'acqua per ogni protocollo di *imaging* utilizzato (testa-collo e pelvi), così come la curva di taratura in dose del complesso sistema di *Dose Delivery* installato su ciascuna linea di trattamento, previa verifica della corretta funzionalità dei magneti di scansione del fascio e della loro capacità di produrre campi omogenei. Per la determinazione della dose in condizioni di riferimento ci si è avvalsi del noto protocollo TSR-398 pubblicato dall'IAEA nel

2000, modificato secondo il formalismo già impiegato con successo presso il GSI per fasci di ioni carbonio a scansione.

Da ultimo, sono stati determinati le procedure e i valori di riferimento per i successivi controlli di qualità periodici dei fasci, relativi per esempio alla stabilità dell'energia dei fasci, alla riproducibilità e proporzionalità del sistema di *Dose Delivery*, all'accuratezza di deflessione dei fasci da parte dei magneti di scansione e alla costanza delle dimensioni del *pencil beam*. Per questi controlli, vengono impiegate camere a ionizzazione di tipo Farmer, fantocci d'acqua oppure a lastre acqua-equivalenti, pellicole radiocromiche, fantocci dedicati, come il cosiddetto *All-in-one* (PTW).

Come avviene normalmente anche in IMRT, ogni piano di trattamento viene sempre verificato in fantoccio prima di poter essere erogato al paziente. Nel nostro caso, la verifica dosimetrica consiste nella misura della distribuzione di dose fisica in punti pre-stabiliti, per ogni campo di trattamento, mediante un sistema di camere a ionizzazione multiple di tipo Pin-point fissate su un apposito adattatore secondo una disposizione tridimensionale, all'interno di un fantoccio d'acqua motorizzato: ciascuna delle dosi misurate viene poi confrontata col proprio valore atteso, calcolato mediante un modulo dedicato (*verification plan*) del TPS, come mostrato in figura 59.

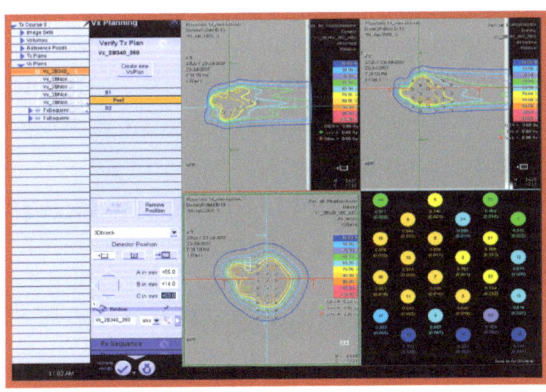

FIGURA 59. Esempio di piano di verifica della dose calcolato in fantoccio d'acqua dal TPS Syngo RT Planning, utilizzato come riferimento nel controllo di qualità pre-trattamento specifico per ogni paziente.

Prima dell'avvio dell'attività clinica, si è infine proceduto ad effettuare anche test di validazione radiobiologica dei fasci, mediante irraggiamenti sia *in vitro* (colture cellulari) che, per ioni carbonio, *in vivo* (topi), in stretta collaborazione rispettivamente con i gruppi di radiobiologia dell'INFN e col NIRS di Chiba.

Il modello impiegato dal TPS per la conversione tra dose fisica e dose biologica, cioè per il calcolo dell'RBE voxel per voxel, è il LEM (*local effect model*) sviluppato presso il GSI di Darmstadt per ioni carbonio, mentre per l'RBE dei protoni viene utilizzato il valore fisso raccomandato dall'ICRU, pari a 1,1. Un esempio di piano di trattamento è riportato in figura 60.

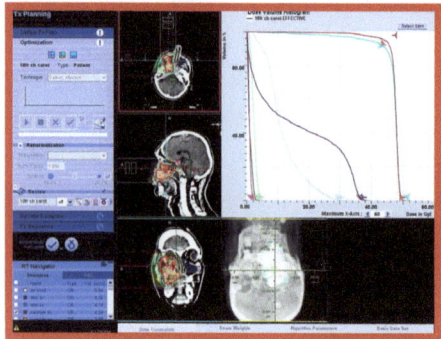

FIGURA 60. Esempio di distribuzioni di dose biologica calcolate col TPS per un piano di trattamento a due campi con fasci di ioni carbonio.

Prospettive future

I protoni, così come gli ioni carbonio, già da parecchi anni sono stati impiegati per trattare una varietà molto ampia di patologie neoplastiche (in particolare, tumori pediatrici, carcinoma prostatico, tumori encefalici, della base cranica, polmonari ed epatici) e la mole di dati clinici riportati al riguardo in letteratura è ormai notevole; malgrado ciò, appare evidente come servano nei prossimi anni ulteriori forti investimenti e sforzi congiunti da parte di Istituzioni accademiche, sanitarie ed industria per arrivare a sfruttare appieno le potenzialità terapeutiche di tali particelle, mantenendo al contempo ad un livello accettabile i rischi associati all'uso di tecniche molto complesse come quelle adroterapiche.

In particolare, nell'ambito dell'ottimizzazione della protonterapia, l'evoluzione tecnologica porterà nei prossimi 10-15 anni alla realizzazione di sistemi di cosiddetta terza generazione, che produrranno fasci di altissima qualità dosimetrica e saranno talmente compatti da poter essere installati in sale di trattamento di dimensioni simili a quelle usate oggi in radioterapia convenzionale, con forte abbattimento dei costi. L'aspetto economico sfavorevole rappresenta infatti oggi uno dei limiti più importanti della radioterapia con protoni: si calcola che il costo globale di un trattamento effettuato con protoni sia oggi circa 2,5 volte più elevato rispetto ad uno con IMRT, ma che questo *gap* possa essere colmato appunto nel prossimo decennio.

Per quanto riguarda invece la radioterapia con ioni carbonio, gli investimenti molto alti e la complessità tecnica associati ad essa non appaiono ad oggi giustificarne un'implementazione su larga scala, ma più probabilmente rimarrà anche in futuro un trattamento erogabile da un numero limitato di centri di riferimento selezionati (1-2 per nazione, come impressione personale di chi scrive). L'evoluzione tecnologica porterà auspicabilmente alla realizzazione di gantry per trattamenti con ioni carbonio più compatti ed economici rispetto a quelli attualmente disponibili (l'unico gantry oggi in uso clinico a livello mondiale si trova presso il Centro HIT), così da superare le limitazioni legate all'impiego di linee di trattamento fisse (orizzontali, verticali o oblique).

Infine, altri aspetti, già discussi in precedenza, sui quali la comunità scientifica sta lavorando intensamente e che ancora devono essere resi pienamente disponibili per la pratica clinica, riguardano la gestione del movimento d'organo per trattamenti con fasci di particelle a scansione, la radioterapia adattiva, la pianificazione robusta nei confronti delle incertezze di range e il monitoraggio dosimetrico *in vivo* dei trattamenti.

Capitolo 4

Rischio oncogeno da basse dosi

Introduzione

Il rischio oncogeno legato all'esposizione a basse dosi di radiazioni ionizzanti è comunque legato ad un meccanismo di superamento dell'efficienza del processo di riparazione del danno al DNA.

In Tabella 16 è visibile il numero di lesioni intracellulari ottenibili per cellula per ogni Gy di esposizione.

Lesioni	Numero per cellula per Gy
Double Strand Breaks (DSB)	25 - 40
Single Strand Breaks (SSB)	1.000
Base damages	2.000 - 3.000
Sugar Damages	1.000
DNA - DNA crosslinks	30
DNA - Protein crosslinks	150
Ionizzazioni per nucleo cellulare	100.000

Tabella 16

Per esempio, in media per ogni ciclo cellulare già ci sono 50 rotture spontanee del tipo Double Strand Break (DSB) e le vie di riparazione principali sono:
- La *homologous recombination (HR)*

• La *nonhomologous end-joining (NHEI)*

Se la riparazione del danno del DSB è inefficiente, per esempio per ragioni genetiche, per l'azione di farmaci o per la saturazione della capacità riparative da esposizioni a radiazioni ionizzanti vi è morte cellulare per aberrazioni cromosomiche e apoptosi o, in alternativa, evidenza di mutazioni o riarrangiamenti genomici con conseguente instabilità genomica e trasformazione cellulare maligna.

I tumori radioindotti possono assumere caratteristiche istologiche di Carcinomi, Sarcomi, Tumori ematopoietici ed appaiono in tutto e per tutto simili a quelli spontanei. In altre parole non ci sono aspetti patologici caratteristici dei tumori radioindotti

Trasformazione oncogena in-vitro radioindotta

Una modalità di valutazione del rischio oncogeno da basse dosi è l'analisi di dati ottenuti *in vitro*.

Peraltro, un aumento lineare del rischio è supportato da dati sperimentali per dosi superiori a 250 mGy. A dosi inferiori i risultati sono ampiamente variabili, in parte per la variabilità negli stessi tassi di controllo in background persino con la stessa linea cellulare impiegata

Studi su animali

Nel 1947, Russell *et al.* hanno realizzato una serie di studi sugli effetti oncogeni da radiazioni studi che hanno coinvolto milioni di topi ed hanno portato alla misura dell'induzione di mutazioni nella loro prole. In estrema sintesi si può affermare come sia emerso che il rischio di danno genetico da radiazioni sia piccolo rispetto invece al rischio di cancerogenesi

Sono state condotte inoltre numerose sperimentazioni sulla cancerogenesi dopo irradiazione totale corporea di animali da esperimento.

Infine molti dati sono stati utilizzati nel tentativo di giungere ad estrapolare i dati ottenuti su animali all'uomo.

Rischio oncogeno nell'uomo da esposizione acuta: Life Span Study

Per avere un'analisi del rischio oncogeno da basse dosi, in esposizione acuta, occorre arrivare alla drammatica e tragica esperienza del bombardamento nucleare di Hiroshima e Nagasaki. Già a breve distanza di tempo dall'evento ebbe inizio uno studio giunto sino ai giorni nostri di valutazione e follow up delle persone sopravvissute proprio perchè si trovavano ad una distanza tale da far sì che la dose di radiazioni ricevuta fosse sufficientemente piccola da essere compatibile con la vita.

In particolare in circa 80.000 sopravvissuti di Hiroshima e Nagasaki la dose media è stata di 200 mSv e in più di 25.000) la dose è **stata inferiore a** 50 mSv.

Più della metà della popolazione esposta è ancora viva (ancora maggiore è la frazione sopravvivente esposta in età infantile).

Dal 1950 al 1997 si sono avuti 9.335 decessi per tumori.

Il 5% di questi tumori si ritiene dovuto alle radiazioni.

In Tabella 17 sono illustrate le suddivisioni delle persone sopravvissute nel 2000.

Età all'esposizione	Popolazione esposta	Vivi
0 - 9	17.833	15.988 (90%)
10 - 19	17.563	13.425 (76%)
20 - 29	10.891	6.490 (60%)
30 - 39	12.270	2762 (23%)
40 - 49	13.503	254 (2%)
50 +	14551	7 (0%)
Totale	86.611	38.926 (45%)

Tabella 17

In Tabella 18 sono evidenziati, rispettivamente, i decessi attesi e osservati da leucemia, 1950 - 2000.

Dose (Gy)	Soggetti esposti	Casi attesi	Casi osservati	Dopo Fitting
< 0,005	37.407	84,9	92	0
0,005 - 0,1	30.387	72,1	69	4
0,1 - 0,2	5.841	14,5	14	5
0.2 - 0,5	6.304	15,6	27	10
0,5 - 1,0	3.963	9,5	30	19
1,0 - 2,0	1.972	4,9	39	28
> 2,0	737	1,6	25	28
Totale	86.611	203	296	93

Tabella 18

In Figura 61 è illustrata la correlazione tra Dose/Risposta nei casi di leucemia tra la dose al midollo osseo in Gy (ascisse) e il numero di casi in eccesso su 10.000 persone per anno (ordinate) dopo esposizione nella fascia di età tra i 20 e i 29 anni.

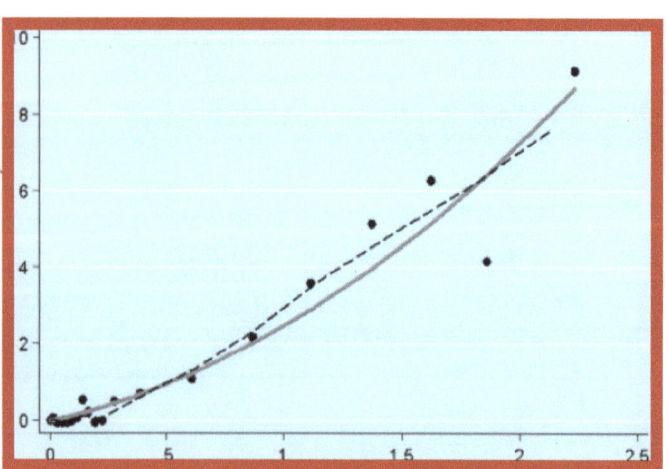

Figura 61

In Tabella 19 è illustrata l'incidenza di tumori solidi per catego-
rie di dose di esposizione e i casi osservati in eccesso.

Dose (Gy)	Soggetti esposti	Casi attesi	Casi os- servati	Casi in ec- cesso dopo Fitting
< 0,005	60.792	9.537	9.597	3
0,005 - 0,1	27.789	4.406	4.406	81
0,1 - 0,2	5.527	910	968	75
0.2 - 0,5	5.935	963	1.144	179
0,5 - 1,0	3.173	493	688	206
1,0 - 2,0	1.647	248	460	196
> 2,0	564	71	185	111
Totale	**105.427**	**16.595**	**17.448**	**853**

Tabella 19

In Figura 62 è illustrata la curva dose/risposta nella induzione
di tumori solidi come relazione tra dose al colon in Gy (ascissa) e
il rischio relativo di sviluppo di tumori in eccesso rispetto all'attesa
(ordinata).

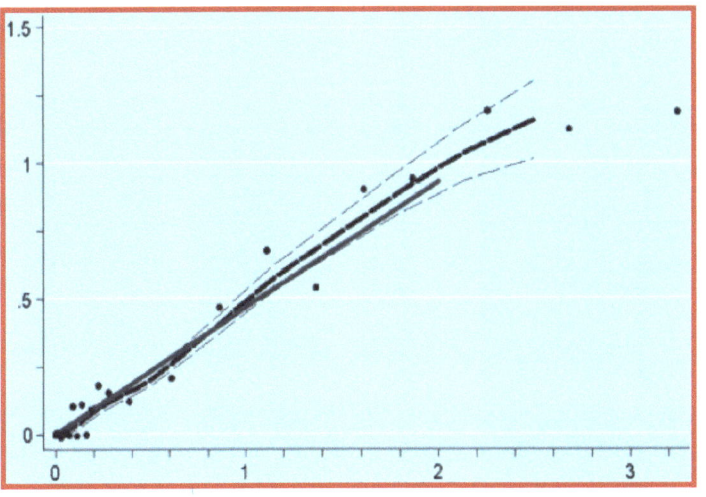

Figura 62

In Tabella 20 si osserva l'incidenza di Tumori solidi, i casi in eccesso e la frazione corrispondente, suddivisi per sede.

Sedi	Casi totali	Casi in eccesso	Frazione attribuibile
Tutti i casi	17.448	853	10,7
Cavità orale	277	16	11,4
Esofago	352	16	10,2
Stomaco	4.730	151	7,2
Colon	1.516	78	11,4
Retto	838	14	3,7
Fegato	1.494	54	8,1
Colecisti	549	-2	-1,0
Pancreas	512	11	4,8
Polmone	1.759	117	14,7
Cute non melanoma	330	40	23,2
Mammella	1.073	147	27,1
Utero	1.162	12	1,9
Ovaio	245	11	10,3
Prostata	387	4	2,2
Rene e vie urinarie	167	2	2,7
Vescica	469	35	16,4
Encefalo	281	19	13,0
Tiroide	471	63	24,5
Altro	836	65	16,4

Rischio oncogeno nell'uomo da esposizione cronica: i lavoratori dell'industria nucleare (Tabella 19)

Si tratta di uno dei maggiori studi in termini dimensionali di valutazione dell'impatto di basse dosi di esposizione ma su vasta scala in termini di cronicità. Ha interessato 407.391 lavoratori dell'industria nucleare in 15 nazioni per complessivi 5.2 milioni di follow up all'anno.

E' particolarmente interessante la Dose media cumulativa di 19.4 mSv congrua per es. a livelli di dose riscontrabili, per esempio, in ambito radiodiagnostico.

Da questa esperienza è stato calcolato su 5233 decessi per cancro un Excess relative risk (ERR) di 0.97/ Sv con 90% CI: 0.28-1.77.

Curve di correlazione dose risposta

La relazione dose risposta cui viene fatto maggior riferimento è quella di tipo lineare, vale a dire che oltre alla costanza del rapporto dose/rischio non vi è dose soglia per quanto piccola: Modello Lineare senza soglia o Linear No Treshold (LNT).

Peraltro esistono altri tipi di modelli di curva che possono rappresentare una diminuzione o accentuazione del rischio alle dosi più basse.

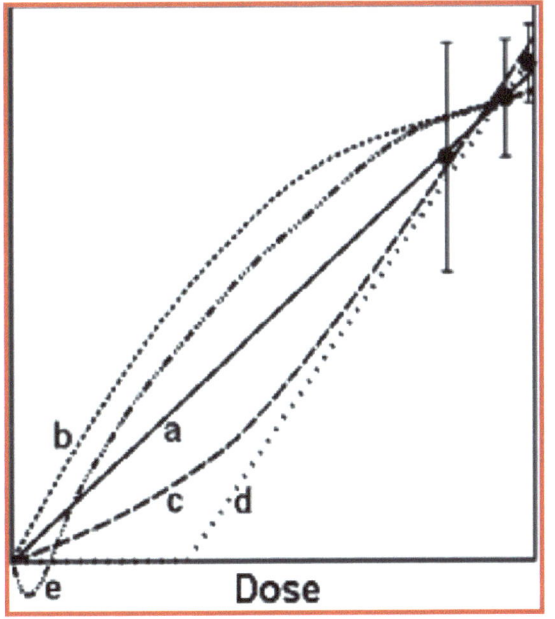

Figura 63

Nella Figura 63 sono rappresentate altri andamenti del rapporto dose (ascisse)/rischio oncogeno (ordinate), oltre a quello lineare (a); decrescente (b); crescente (c); con soglia (d); ormetica (e). In particolare nel fenomeno della ormesi si ipotizza un effetto protettivo delle dosi particolarmente basse.

In ogni caso al momento le principali agenzie di radioprotezione fanno ancora oggi riferimento in modo esplicito al modello lineare come di seguito riportato letteralmente.

NCRP Report: *"although other dose-response relationship for mutagenic and carcinogenic effects of low-level radiation cannot be excluded, no alternate dose-response relationship appears to be more plausible than the linear-nonthreshold model on the basis of present scientific knowledge"*.

Biologic Effect of Ionizing Radiation BEIR-VII: *"A comprehensive review of available biological and biophysical data supports a linear-no-threshold (LNT) risk model – that the risk of cancer proceeds in a linear fashion at lower doses without a threshold and that the smallest dose has the potential to cause a small increase in risk to humans"*.

Allo stesso tempo però sta crescendo l'opinione che questo modello abbia dei limiti e in parte contrasti con dati epidemiologici e sperimentali. Tali dati fanno invece ritenere che la esposizione a dosi molto basse di radiazioni sia in grado di indurre l'attivazione di meccanismi di riparazione del danno stesso per cui si realizza un meccanismo di radioprotezione dalla pre esposizione a dosi molto basse di radiazioni. Allo stesso tempo sembra esistere in pratica una soglia al di sotto della quale non si riesce a misurare, almeno, l'induzione di neoplasie.

Allo stato attuale peraltro, in attesa che si consolidino elementi a favore di questi modelli alternativi, rimane, a scopo almeno cautelativo, il riferimento al Modello Lineare senza soglia, sottolineando però le seguenti condizioni: va utilizzato a scopo protezionistico in valutazioni su casistiche ampie ed è escluso quindi il suo impiego nella valutazione del rischio nei singoli individui, a maggior ragione, nella valutazione del rischio connesso a singole indagini radiologiche.

Conclusioni

In generale, per quanto attiene alla rapporto dose e rischio di cancerogenesi dal punto di vista pratico si può concludere che per dosi maggiori di 100 mSv non vi è dubbio sull'associazione.

Per dosi inferiori a 1 mSv è necessario valutare il rischio estrapolando dalle dosi superiori, mentre per dosi superiori a 10 Gy bisogna rifarsi all'estrapolazione da dosi inferiori o ai dati sui secondi tumori dopo radioterapia.

In ogni caso è necessario analizzare dati su vasti campioni di popolazione esposta in quanto soprattutto per le basse dosi è necessario far emergere l'incidenza legata all'effettiva esposizione rispetto al rumore di fondo statistico dell'incidenza spontanea (32,33)

In particolare al di sopra di dosi da 50 a 100 mSv in esposizione protratta e da 10 a 50 mSv in esposizione acuta c'è una evidenza diretta epidemiologica di un aumento del rischio di alcuni tumori nell'uomo.

Le complessità metodologiche ci fanno comprendere la difficoltà di quantificare il rischio di cancerogenesi a dosi molto inferiori a 10 mSv.

Queste difficoltà non implicano però che il rischio della collettività sia trascurabile.

Un piccolo rischio se riferito ad un grande numero di individui risulta in in un significativo problema di salute pubblica.

I modelli alternativi alla proporzionalità lineare del rischio rispetto alla dose anche se applicabili per alcuni obiettivi particolari sono meno appropriati del modello lineare che rimane il più applicato dalle varie Agenzie a scopi radioprotezionistici quando si tratti di basse dosi.